Carlo Perfetti
LA RIABILITAZIONE NEUROCOGNITIVA

認知神経リハビリテーション入門

カルロ・ペルフェッティ 著 ● 小池美納 訳

協同医書出版社

**リハビリテーションとは、
損傷によって障害を受けた機能を、
最も高いレベルに回復させることを目的とした、
病的状態における学習プロセスである。**
—— *Carlo Perfetti*

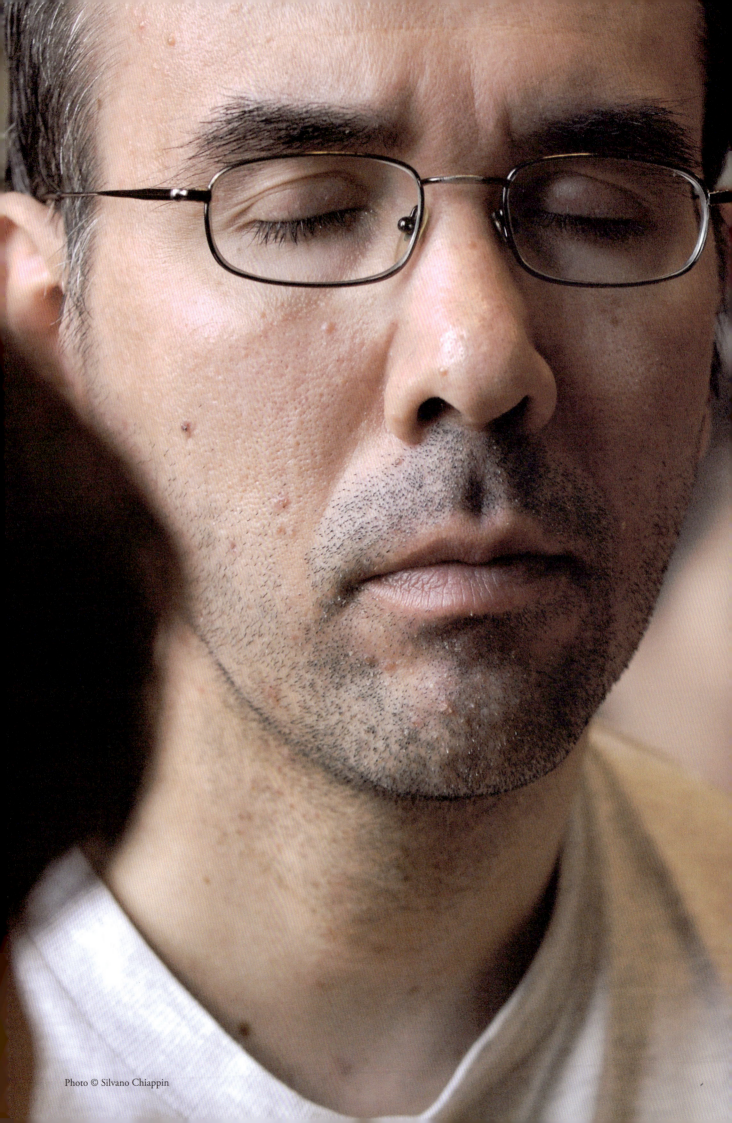
Photo © Silvano Chiappin

❖ 認知神経リハビリテーション（認知運動療法）は、現在最も一般的な筋力増強手法や神経運動学系の手法では解決できない問題を超えていくこと、また神経運動学と運動心理学との間に横たわる溝を埋めてゆくことである。

❖ リハビリテーションにおける治療作業によって導かれたものであれ、活性化された彼らの脳の認知過程のタイプとその活性化のあり方により規定されると考えるものである。

❖ 認知理論に立脚する治療理論である「認知理論」とは、患者の回復の規模やその質的なレベルは、それが自発的なものであれリハビリテーション作業によって導かれたものであれ、活性化された彼らの脳の認知過程のタイプとその活性化のあり方により規定されると考えるものである。

❖ 人間は、認知過程のおかげで外界との関係を構築することができるし、この相互作用に関する情報を加工したり、実行された経験の情報を収集し、それを他の機会に利用したり、次回の相互作用の特性を変更して、それをコミュニケーションの対象にすることができるようになる。

❖ 認知理論に立脚する治療の目的は、人間が外界との関係を知るための基本である認知過程の活性化を行うことにより、回復も学習の一つ、病的な状態における学習の一形態ということになる。通常の状態ではこれが学習となり、病的な状態ではこれが回復となる。こうしてみると、回復の手段の洗練度の具合は、患者の中枢神経系のもつ組織化能力の質によって変わってくる。運動障害をもつ患者は、損傷の結果、世界との相互作用の構築を組織化する能力が制限されてしまったシステムなのである。

……（カルロ・ペルフェッティ［小池美納・訳］『認知運動療法・運動機能再教育の新しいパラダイム』より）

目次

まえがき「世界に意味を与える身体」 001

　身体は情報の受容表面である 002
　運動とは認知である 003
　回復とは学習である 004
　認知神経リハビリテーションの全体構造 005

理論

　1　認知理論 …008
　2　仮説の検証としての治療 …010

病態分析

　3　片麻痺の特異的病理（学習を阻害する要因） …016
　4　整形外科的疾患の特異的病理（学習を阻害する要因） …018
　5　行為の機能システムの変質（外部観察） …020
　6　認知過程の変質（内部観察） …022

道具

　7　訓練器具 …026
　8　運動イメージ …030
　9　言語 …032

訓練

　10　認知問題—知覚仮説—解答 …036
　11　訓練の組織化 …038
　12　感覚情報変換 …042
　13-1　訓練計画（1）上肢 …044
　13-2　訓練計画（2）下肢 …045

訓練の実際

　14　訓練の実際
　　上肢①到達機能（リーチング）046／上肢②到達機能（リーチング）047／上肢③接近機能（アプローチ）048／上肢④接近機能（アプローチ）049／上肢⑤接近機能（アプローチ）050／手指①把持機能（グラスプ・ピンチ）051／手指②把持機能（グラスプ・ピンチ）052／手指③把持機能（グラスプ・ピンチ）053／手指④操作機能（オペレーション）054／上肢と手指⑤操作機能（オペレーション）055／体幹①対称機能（正中線）056／体幹②垂直機能（腰椎-骨盤リズム）057／体幹③支持機能（方向づけ）058／体幹④支持機能（方向づけ）059／体幹⑤到達機能（リーチング）060／下肢①歩行の準備 061／下肢②歩行の準備 062／下肢③歩行の準備 063／下肢④歩行の準備 064／下肢⑤歩行の準備 065／下肢⑥立位姿勢 066／下肢⑦推進機能（踏み切り期）067／下肢⑧到達機能（遊脚期）068／下肢⑨緩衝機能（踵接地期）069／下肢⑩支持機能（立脚中期）070／歩行 歩行再教育 071

　15　行為間比較 …072
　16　多感覚統合 …076

認知運動療法の原理 078
訓練の核としての情報性 084
認知を生きる 094
親愛なる友へ 096
索引 098

世界に意味を与える身体

> 行為とは認知であり、認知とは行為である
> ………フランシスコ・バレラ

① 身体は情報の受容表面である
② 運動とは認知である
③ 回復とは学習である

　認知神経リハビリテーションにおける「認知（cognition）」とは、身体という情報の受容表面を通して得ることのできる認知のことをいう。人間は身体を細分化する能力（身体各部の関係性を構築する能力、行為において複数の関節を異なる空間方向に動かす能力、あるいは世界の差異をつくりだす能力）を駆使して、外部世界に意味を与える。
　この際に行われる認知には基本的に2つのタイプがある。対象物（物体）との接触を通した認知（こちらの物体のほうがより硬い…など）と、空間関係をもとにする認知（これは左上にある、1m離れている…など）である。
　私たちは、四肢や体幹の運動が身体というシステムのなかで外部世界を認知するために重要な貢献をしているという仮説のもとに研究してきた。四肢や体幹のおかげで、身体は接触的な認知や空間的な認知をさらに精緻に遂行することができる。
　外部世界と精緻な相互関係を築くことが身体を細分化する能力と密接に結びついたものであるとすれば、身体が多くの分節に分けられれば分けられるほど、外部世界に意味を与える能力も完成されたものとなるはずである。
　このような仮説をもとに研究を進めると、人間の身体の運動性に対するリハビリテーション治療の取り組みはある明確な方向性をもつことになる。

　　　　　　　………（カルロ・ペルフェッティ［小池美納・訳］『脳のリハビリテーション』より）

　これまでのリハビリテーションでは、自分たちの専門的な学問は経験的な実践の蓄積によって構成されるものだと考えられており、基本となる理論を構築するという努力はなされてこなかった。訓練が何かという定義も十分になされてこなかったし、リハビリテーションの知を向上させていくために訓練がどのような意味をもつかについてきちんと把握されていなかったのではないだろうか。
　あなたの臨床での仕事が、リハビリテーションの知へと開かれていくように。
　　よい仕事を！

　　　　　………（カルロ・ペルフェッティ［小池美納・訳］『身体と精神〜ロマンティック・サイエンスとしての認知神経リハビリテーション』（以下、『身体と精神』より）

身体は情報の受容表面である

身体と環境の相互作用

　環境世界との関係をつくりだすために、中枢神経系は情報を収集しなければならない。そのためには、物体との段階的な相互関係に準じた運動シークエンスの組織化が要求される。中枢神経系が必要とする情報は物体との相互作用を通して入手される。情報は、有益な筋収縮や筋緊張の適応といった機能回復度を決定するためのパラメーターなのである。

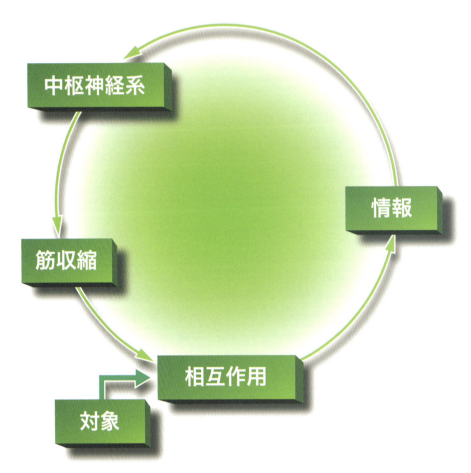

情報とは差異を生み出す差異である
（グレゴリー・ベイトソン）

　情報という言葉にあたるイタリア語Informazioneは、in-forma、つまり「中（in）から形成する（forma）」という語源をもっている。形を与えるのが情報である。情報が中枢神経系に変化をもたらすものならば、そして情報が差異を見つけだすことであるのならば、差異を探すことで中枢神経系に変化が生じるのは明らかである。

　物理的な差異は認知的な差異を生み出すのだ。問題は、情報あるいは差異の探索を介して、どのように脳が変化するのかをもっと研究しなければならないということであろう。どこで変化が生じるであろうか？　情報の構築には人間システムのすべてが関わってくる。患者にある差異の特定化を要求した時、中枢神経系のどこに変化が生じるのかを考えていくことが必要になり、これが最も複雑なところである。これは「その差異はどんな意味をもつのか?」と言い換えることができる。システムはある一定の方法で差異を処理しているわけだが、それはシステムにとってどういう意味をもっているのだろうかと問う必要がある。

運動とは認知である

運動は認知過程の鎖の最後の"環(リング)"である
(アレクサンドル・ルリア)

　身体と環境の相互作用、すなわち、ある目的をもつ運動シークエンスの組織化能力としてとらえる立場からリハビリテーションを考えるのであれば、歩行を組織化するために有用な情報を収集する探索表面としての足の役割を明確にする必要がある。特に、地面の特性に関する意味ある情報を収集するにはどの運動シークエンスが有効なのかを分析することを目的に観察を行い、的確な治療方略を提示できるようにしなければならない。つまり、ある行為はどのような情報を収集できるのか、なぜそれを収集するのか、それは運動シークエンスの組織化にあたり中枢神経系にとってどのような意味をもっているのか、いつ収集されるのか、そしてどのように収集されるのかについての仮説を立てる必要がある。

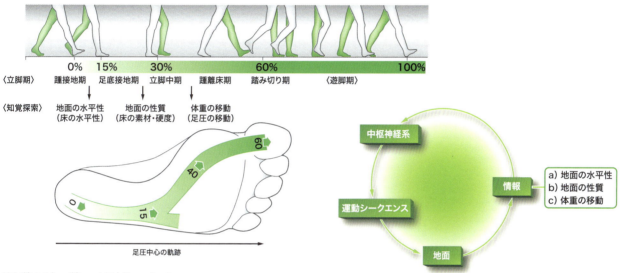

運動は知覚の連続である

　歩行パターン(足と地面の相互作用)のなかで、次のような情報の抽出をめざした運動シークエンスを特定することができる。

　「地面の水平性」は、踵接地期(0%)から足底接地期(15%)において知覚される。「地面の性質」のうち、表面の状態(素材や硬さなど)についての知覚は、踵が地面との接触を確立する時点の足底接地(15%)から立脚中期(30%)において生じる。これは前足部に体重を移動してよいかどうかを決定するうえで非常に重要である。「体重の移動」についての情報は、まず踵接地期(0%)から足底接地期(15%)にかけては踵から足の外側縁へ(前後方向の移動)、足底接地期(15%)から立脚中期(40%)にかけては第5中足骨から第1中足骨へ(左右方向の移動)、立脚中期(40%)から踏み切り期(60%)にかけては第1中足骨から母指(再び前後方向の移動)へと移動していく。

………(パオラ・プッチーニ、カルロ・ペルフェッティ[小池美納・訳]『子どもの発達と認知運動療法』より)

手においてもまた———

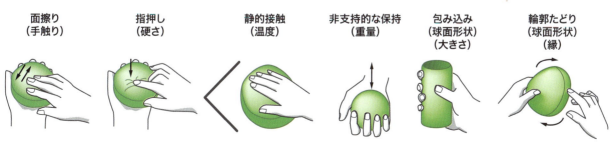

運動とは認知(=知ること)である

(レーダーマンによる図)

回復とは学習である

アノーキンの機能システム

Stage I：求心性信号の合成 (afferent synthesis)
　　　　（感覚野や感覚連合野で求心性入力を認知する段階）

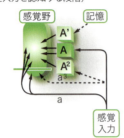

Stage II：行為受納器の完成 (acceptor of action)
　　　　（運動プランが運動前野や補足運動野で想定される段階）

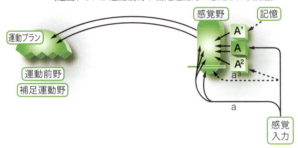

Stage III：効果器装置の形成 (formation of the effector apparatus)
　　　　（運動野からの遠心性出力が試みられる段階）

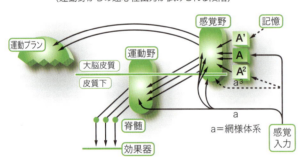

Stage IV：求心性信号の回帰 (return afferentation)
　　　　（運動に伴う感覚と運動プランとが照合される段階）

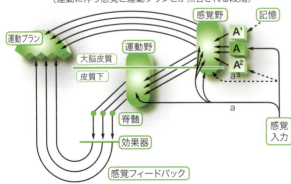

　人間の生命活動に関する基本的な法則の一つは、人体の連続的な成長と行動を生み出す中枢神経系の成熟であり、これにより運動発達や病的状態などさまざまな段階における外部環境への適応度合が決定される。

　アノーキンはこうした神経系の成熟過程は機能系の複雑化を伴っており、おのおのの構成コンポーネントの統合と協調が高度に発達した適応特性を備えた行動を生み出していくと考えた。そして、そうした系統発生的な特性は、生命活動におけるさまざまな文脈状況に応じた、動的で複雑な環境との相互関係を構築する必要性によって導かれると仮定し、その適応過程を動物の条件反射が成立するまでの学習過程に対応させて理論化した。これがすべての行動変容の基本となる「条件反射の生理学的構築理論」である。

運動学習のメカニズム

　アノーキンは動物の条件反射が成立するまでの学習過程を4つの段階に区分している。第1段階は「求心性信号の合成」であり、これは感覚野での求心性入力の総合である。第2段階は「行為受納器が完成される時期」で、経験によって大脳皮質に形成される興奮の複合として運動前野や補足運動野で運動プランとプログラムが想定される時期である。第3段階は「効果器装置の形成の時期」で、運動野からの遠心性出力が試みられる。第4段階は「求心性信号の回帰」であり、前頭前野で運動プランと感覚入力とが比較照合される時期である。

　この理論のポイントは行為受納器の興奮と、行為の結果からくる求心性信号の回帰の流れとがちょうど合致することが、動物や人間が外部環境に対してうまく調整された関係が成立する必要条件であるとされている点である。この2つの流れが合致した時だけ、効果器の興奮が働いている装置へ到達されなくなり、個々の運動連鎖の中である特定の行動の段階が完成する。

　行動の中のどんな行為でも、求心性信号の合成に始まって、求心性信号の回帰との出会いと行為の受納器の合致に終わる。そして、求心性信号の回帰が、求心性信号の合成の結果として形成した行為の受納器の興奮と合致しなければ、その不一致が「定位反射」（パブロフ）を引き起こし、周囲の環境を能動的に探索するための新しいプランやプログラムの形成を促進するというものである。

認知神経リハビリテーションの全体構造

　いかなる運動療法も「選択」の結果として採用される。リハビリテーションとしての試みが治療法として正しくあるためには、この選択が意識的に、矛盾なく行われていなければならない。

　だから、リハビリテーションの専門家は、すべてが選択の結果であること、つまり、疾病、運動障害、回復過程などの解釈についても多様な可能性の中から選択しているのだということを認識していなければならない。これは、リハビリテーションの理論的基礎のみならず、結果の評価や結果に与える価値決定の場面においても同様である。抵抗訓練による筋力強化や、平行棒を使っての歩行訓練も、ある一定の視点に基づいて採用されている。この点の認識が非常に重要である。このように意識的に行われた選択は、複数の可能性の中から判断して決定したものであると言えるのだが、他の可能性に無知であるために、ある方法を採用せざるを得ない場合は、それはこうした「選択」の結果であるとは言えない。複数の訓練を組み合わせていく場合、あるいは一つの訓練の範疇でも、選択は一度以上行われるわけであるから、意識的であると同時に一貫性のあるものでなければならない。たとえば、ある機能を回復させようとする場合に、ある時はそれを筋収縮と捉え、ある時は外部刺激に対する反応として捉え、またある時には外界認識の方法として捉えるなどということは適切ではない。

　訓練を企画するということは、運動療法の企画の基礎にある諸要素に対しての仮説を構築することでもある。

　つまり、以下の要素に対する仮説の構築を可能とするような「理論」がなければ的確な訓練を企画することはできない。

- 人間とその中枢神経系の産物に関する研究の成果
- 運動というものの意味
- 疾病によりもたらされた異常
- 回復というものの意味
- 訓練というものの意味

　また、ある特定の理論を採用することは、運動療法の企画にたどりつくまでの考察の中に投影される種々の選択を規定することにもなる。回復を学習と捉え、筋収縮を現実認識のための基本要素とするならば、「病態分析」「道具」「訓練」における選択の中にもこの概念を一貫して反映させていかなければならない。

- 病態分析と解釈
  （患者の病態と、それを克服するために新しい方法を学習することを阻害するものに対する分析と解釈）
- 道具の特性
  （患者が可能な限り完全な形で学習するための治療手段の選択）
- 訓練の実際
  （訓練の構造、その組織化、進め方）

　「病態分析」と「道具」の基本要素が決まれば、「訓練」は「理論」から導き出すことができる。

………（カルロ・ペルフェッティ『認知運動療法』より）

理論

Photo © Silvano Chiappin

理論

1 認知理論

第四のリハビリテーション理論

　リハビリテーションの歴史においては、さまざまな理論が提唱されてきた。第一のリハビリテーションは、理論を基盤とするというよりも「動機づけ」に依拠してきたと言える。長い間、運動療法とは損傷前と同じ動作能力を再獲得できるように患者を導くことであると理解され、概略的な刺激や包括的な口頭指示が使われた。この種の"理論"はいかなる科学的根拠ももたない。

　第二のリハビリテーション理論は「筋力増強主義」とでも定義できる運動療法に関わるものである。骨や筋についての解剖学や運動学の知見を基本として、損傷によってどの筋が最も弱化したかを特定しようとする。運動単位の動員という観点から最も有効な筋収縮を引き起こすために、最も効果的な訓練方法を見つけることが課題とされてきた。この種の運動療法では、運動機能回復の質的側面がほとんど考慮されていないため、回復した筋収縮を複雑な運動連鎖の中に取り込もうとしなかった。しかし、この運動連鎖こそが高度に発達した身体運動の基礎になっているのである。

　第三のリハビリテーション理論は「神経運動理論」に代表されるものであり、この見地に立つ専門家の目標は、絶対的な反射を拠り所とし、患者の意識的な関わりなくして行動を獲得していくための運動療法を築くことにある。この考え方の根本的な問題点は、行動の組織化が上位中枢による反射への制御機構を基礎としたものであり、その反対、つまり反射が高度に発達した行動を制御するのではないということである。

　そして最も新しい第四のリハビリテーション理論は、「運動機能回復を病的状態からの学習過程とみなす」ものである。この視点に立つと、運動療法の対象は随意運動や反射によって賦活させることができる筋収縮や運動単位の活動ではなく、運動学習の基本にあるメカニズムであり、より高度で効率的な運動制御の達成が目指されなければならないということになる。運動機能回復は脳の「認知過程」すなわち知覚、注意、記憶、判断、言語の賦活に密接に依存しており、回復の質とは、患者がこの認知過程を活性化できるように導き、損傷からのより広範囲な回復をはかることに関わるものである。

………（カルロ・ペルフェッティ『認知運動療法』より）

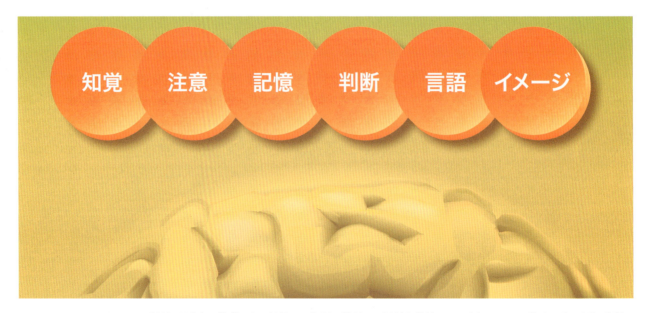

　リハビリテーションのための「認知理論」の基礎にある仮説は、人間が外界との関係を構築しそれを知るための基本である認知過程の活性化を行うことにより、この能力をさらに完成させていくことができるというものである。ここから提言される認知運動療法は、一連のこうした心的過程に準拠したリハビリテーション専門家の教育的ストラテジーに従って実施される。

………（カルロ・ペルフェッティ『認知運動療法』より）

生物学との闘い

逆説的に聞こえるかもしれないが、リハビリテーションの仕事は「生物学（Biologia：生物に本来備わっている自然発生的な回復力）との闘い」である。治療方略は、できるだけ精緻な運動機能回復を引き出すために、生物学的なメカニズムや運動ストラテジーに強力に働きかける試みであると言えるからだ。

実際、中枢神経系の損傷に対し、自然の力はあまり寛大とはいえない。自然発生的な運動機能回復は、往々にして大雑把なものにすぎない。大切なのは速やかな対応のみであるかのごとく、非特定的で選択の可能性が欠如し、個性や表現力に乏しい運動性能をもたらすだけであるし、その目的は生体システムが生き延びることのみにあるようにみえる。事実、自然発生的な運動機能回復を見てみると、それが品質の劣るいくつかの運動に限られていることがわかる。危険が迫った時に、急いでそこから遠ざかることができるかもしれない程度である。

損傷によって変質したシステムの組織を改善しようとする時、それ専用のプロセスが存在しないということが、リハビリテーションの仕事をさらに困難なものとしているのである。どのような手段でリハビリテーションを行うにせよ（動機を基礎としたリハビリテーション、筋力増強主義のリハビリテーション、神経運動学系のリハビリテーション）、リハビリテーションが目指すのは、生物学的に本来備わっている回復力が与えてくれる以上のものをもぎとろうとする試みである。認知神経リハビリテーション（認知運動療法）の場合はさらにもう一つ、今までのリハビリテーションとは違うものをもぎとろうと試みている。その異なる何かとは、より完成度の高い身体組織化の選択（自然発生的な運動機能回復では粗雑すぎる）を可能とし、患者が外部世界とさらに複雑な関係をもてるようにする何かである。なるべく多くの異なる場面で、課題の差異に応じて正確で有意味な情報を構築する能力を取り戻させるような何かである。それは、リハビリテーション専門家が教育的な手続きによって導いていけるような、患者による知的な作業なのである。そしてこの「生物学との闘い」は、これからも続いていく。

………（カルロ・ペルフェッティ［小池美納・訳］『脳のリハビリテーション』より）

訓練は学習過程を踏まえて考案する

リハビリテーション専門家が取り組む、損傷を受けたシステムとしての人間は、自己生産力と自己組織化能力を備えている。このシステムは素早く実行はできるが、品質レベルとしては劣る自発的な回復を実行しようとする。こういった自然的な流れに対し、リハビリテーションの専門家は、より意味のある形の改善を得たいと考える。損傷を受けたシステムから望ましい改善を得るためには、どのような内容、つまり患者の中枢神経系はどのようなストラテジーを獲得しなければならないかを、専門家は常に考えねばならない。

そのような改善が獲得可能かだけを判断するのでは不十分である。患者がより有効な運動の組織化を行うためには、どのような内容、あるいは新しいストラテジーを患者に学習させねばならないのかを明確にすることが必要である。患者がリハビリテーションを通して獲得すべき内容は、知的で質の高いものでなければならないのである。

………（カルロ・ペルフェッティ『認知運動療法』より）

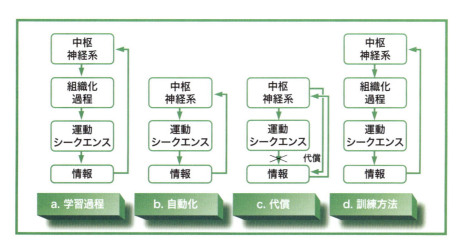

中枢神経系は、知覚情報に基づいて筋に出力指令を出す。そしてその過程もしくは結果から生じる環境や身体よりの情報を獲得しながら、より適正な運動を行っていく（a）。学習とは、このサイクルの中で知覚情報と筋出力の組織化が完了し、運動の自動化が起こることである（b）。しかしながら、運動器の障害がある場合には、課題の達成のために正常とは異なった運動シークエンスが出現する。すなわち代償の発生である。問題は代償で生じた知覚情報をもとに運動の組織化が行われることである（c）。代償の組織化が完了すると、患者はもはや学習過程を働かせることができない。それを避けるために、訓練方法には正常な学習過程を踏まえたものを考案する必要がある（d）。

2 仮説の検証としての治療

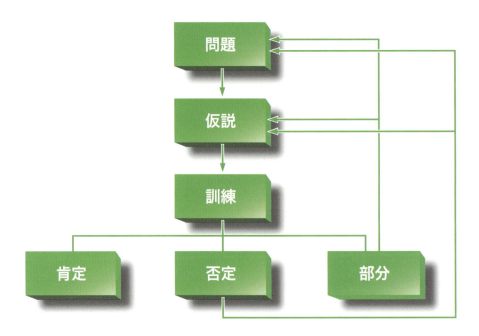

リハビリテーションは「問題」の認識に始まる。この問題に対しての解答を推察し、運動療法を実践することによって、その妥当性を検証していく。

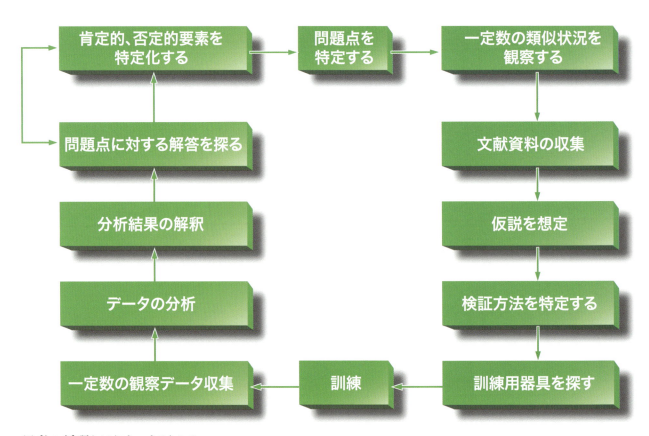

思考の循環とはどういうことか?
リハビリテーションは、問題点から思考を始め、いくつかのステップを経て、解答を推察して問題点に帰るという、循環的な過程である。

リハビリテーション専門家は、運動療法を通してのみ自分の仮説を検証することができる

問題点とは"裏切られた期待"である

すべてのリハビリテーションにおける考察の出発は問題点を展開することにある。科学哲学者のカール・ポパーによれば、「問題点」とは単なる事実の認識ではない。問題点とは"裏切られた期待"である。したがって、リハビリテーション専門家は、その職務を遂行するにあたり、正確で動機に裏付けられた予測を想定しなければならない。ただし、これができるためには、十分に構築された知識の裏付けが必要である。

問題点が出現するのは、事件（たとえば、運動療法がうまくいかず、その理由は現在の認識からは説明できないというような場合）により予測がはずれた時である。たとえば、片麻痺患者の手の運動は、通常、手指の分離運動まで回復しないというような考察は一つの"事実"であると考えられている。過去の神経学者のように、錐体路の損傷がその原因であると考え、この構造に対する機能的代償や補償の可能性はない、それゆえに有効な運動療法の可能性はない、と結論を下すことになる。しかし、手指の分離運動を回復できないという状況に対し、リハビリテーション専門家が次のような疑問をもつとしたら、これは一つの「問題点」の提起となる。それは、一連の運動療法を行うことにより、片麻痺患者は歩行をはじめとするいくつかの機能を回復できるのに、どうして手指の運動は回復できないのかという疑問である。この場合、手指の運動が回復しないことを当然の事実としてはいない。これを一つの問題提起とし、基本となる知識を多少改変することにより解決案を見つけだそうとしている。

問題点が特定されたら、リハビリテーション専門家はそれを可能な限り深く追及し展開させていかなければならない。そのためにはかなりの症例数の観察が必要となる。問題点を展開させることは、解決案を見つけだす以上に難しい場合が多い。

この時点で、問題の提起から解決案の想定に至るまでのいくつかのステップを整理してみよう。第一のステップは十分な症例数の観察、次のステップは綿密な文献調査である。他の臨床医が同様なテーマや似たようなテーマについて行った研究や基礎研究の文献にあたってみる。これらの準備的なステップが終了した段階で、リハビリテーション専門家は、現在の自分の知識の中にはなかったが、今まで行ってきた準備的ステップから生じた新しい知的な質問を提起できるまでにならなければならない。このステップは、提起された問題点に対し、少なくとも部分的な解答の糸口が発見できるようになるまで続けられる。

手指の運動性の例に戻ると、筋の固有受容器への刺激を介して治療するより、物体に対する触覚情報を収集させるような状況においたほうが手指の分離運動の回復がよいのではないかという予測から発した仮説を立てたとしよう（StrickとPrestonが1982年に明らかにしたように、手の筋群の機能的な動きは脳内で起こっている触覚の求心性情報によって制御されているという知見をその理論的な裏付けとして採用している）。

そして、このように仮説を立てたら、次にその有効性を実証するのに適した方法を探さなければならない。リハビリテーション専門家は、運動療法を通してのみ自分の仮説を検証することができる。リハビリテーション専門家にとって、運動療法はちょうど神経生理学者にとっての実験分析に相当する。自分の立てた仮説を検証できうるような、あるいは逆に全体的・部分的な根拠のなさを立証できるように組み立てられた訓練を考え出さなければならない。この段階においても、前段階と同様に、リハビリテーション専門家の創造力が鍵となる。その実行を通して自分が実証しようとする問題点の解答を引き出せるような手段（運動療法を進める方法、それに必要な道具）を見出さなければならないのである。

さらに説明を続けよう。

　もしリハビリテーション専門家が、手指を動かして触覚により対象を認知するように患者の前に一連の物体を並べただけだとしたら、そしてその物体をただ患者に触らせるだけだったとしたら、放散反応を増加させる結果となり、自分の立てた仮説は何の価値もなかったという結論に行き着くだろう。リハビリテーション専門家は、患者が随意運動をする必要のない運動療法を考えるべきだったのである。患者は筋緊張の適合や簡単な調整だけを行えばよく、認知に必要な動きはセラピストが補助し、患者には物体との接触や空間関係の結果に注意を集中するように指示すべきなのである（①）。そうすれば、この仮説は、少なくともいくつかの状況、あるいは何症例かの患者に関しては有効という結果が出たはずである（②）。

　運動療法を通して仮説の検証を行うには、一連のデータを集めることが必要である。それにあたっては、さまざまな状況で収集したデータを厳しい条件下で評価して、最初の問題提起に対する総合的な解答が出るようにしなければならない。そして、データの収集と評価において、リハビリテーション専門家はポパーの言うように、"実証主義的"な態度をとってはならない。要するに、自分の立てた仮説を実証できると思われるデータの分析や強調に終わってはならない。むしろ、仮説を危うくするような、あるいは弱点をさらけ出すような観察結果に重点を置かなければならない。そうすれば、リハビリテーション専門家は、新しい問題点を引き出し、その解答を得ることによって、前に立てた仮説をより強固なものとしたり、あるいは新たな研究テーマを見つけることができるのである。

　再び、手指の例に戻ると、仮にリハビリテーション専門家が、手指の分離運動の回復について肯定的な結果の出た症例を経験し、提起された問題点に対して満足のいく解答が得られたと判断したとしよう。この場合の態度は、実証主義的であり、研究はここで終了してしまう。しかし、得られた結果をもう少し丁寧に分析してみると、手指の分離した動きの達成は、手の全体的な協調した動きの獲得には繋がらないということが明らかになるはずである。リハビリテーション専門家は、"贋作者的態度"、つまり自分の作品の不完全な部分に注意を向ける態度をもって、どうして全面的に満足のいく結果が得られなかったのかの原因追及に努めるべきである。そうすれば、思考循環の起点に戻り、より深く問題点の提起を続けざるを得なくなるはずである（③）。

　患者は、分離運動は回復することができるのに、どうしてより全体的な協調した手の動きを回復することができないのであろうか。この問題提起の解答を発見するためには、新たな仮説を立てなければならないが、これが新しい認識の獲得へと繋がるはずである。

　　　　………（カルロ・ペルフェッティ『認知運動療法』より）

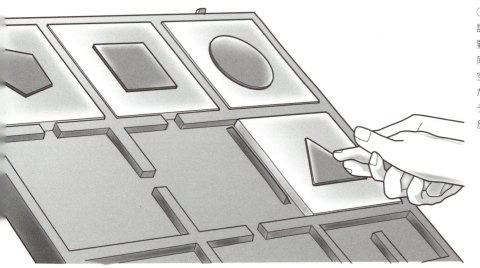

①患者は閉眼し、提示された物体の触覚や運動覚による認識が、目で見た結果と常に一致するようになることを要求される。筋を収縮させ自動運動で行う訓練の場合の同様である。しかしながら、自動運動の場合はさまざまな空間的操作を自ら行わなければならず、認知過程は違ったものになる。課題遂行時の筋緊張の順応性が保てるようになった症例では、結果として異常な伸張反応や放散反応を制御できるようになってくる。

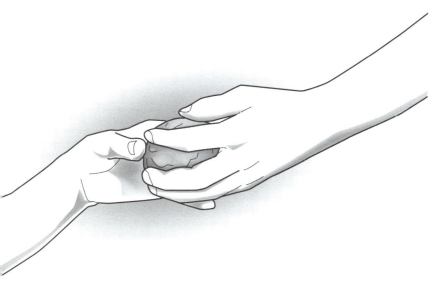

②立案された仮説が正しいかどうかを試すための訓練を、リハビリテーション専門家は見つけなければならない。訓練によってのみ仮説の正しさを確認することができる。訓練の選択には特別な注意が必要である。たとえば、手に物体を接触させ、患者にその物体の認識を要求するだけでは不十分である。そのような要求は、片麻痺患者の放散反応や原始的スキーマによる運動を促進させてしまう。病的要素に影響を及ぼすことと、治療段階について考慮しておく必要がある。

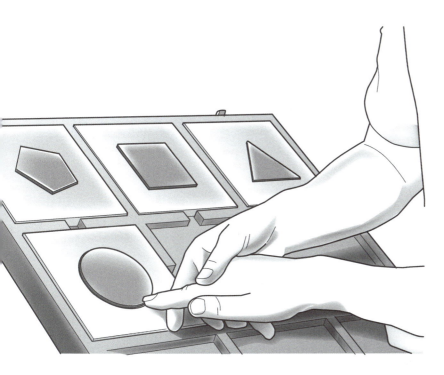

③訓練が全体的な機能回復状況に対応しているのか、自然回復ではない付加的な訓練効果を目的としているのか、また、それが予測された帰結であるかどうかを判断しなければならない。物体の認識ができれば、リハビリテーション専門家は新たな問題を生み出さなければならない。そして、新たに立案された仮説を検証するために、新しい訓練を用いて、それを確認しなければならない。たとえば、複合した手の運動が不十分な時には訓練を手の末梢部分の分節的な運動だけに限定して行う。付加的な訓練効果としての機能回復のためには、複数の異なる訓練方略が必要となる。

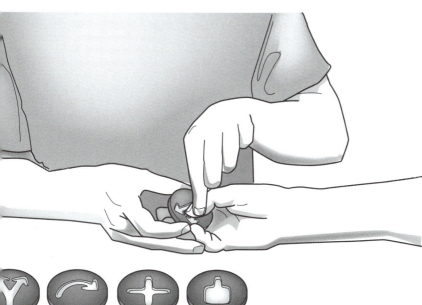

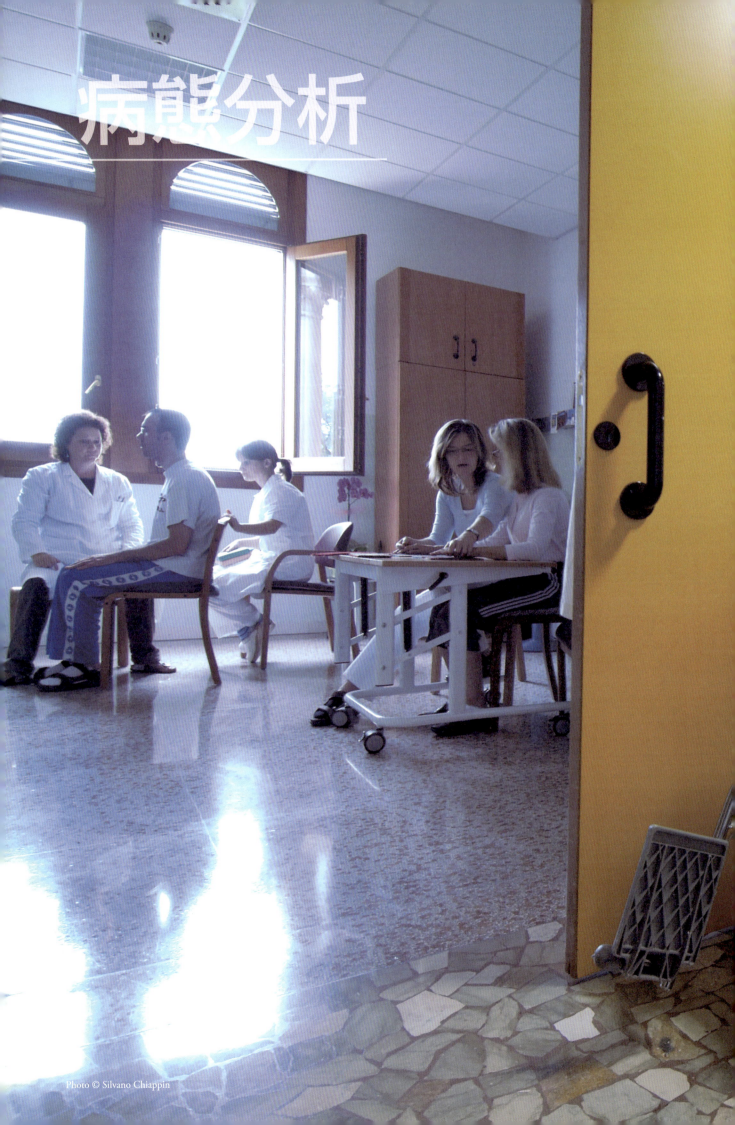

病態分析

Photo © Silvano Chiappin

病態分析

3 片麻痺の特異的病理
（学習を阻害する要因）

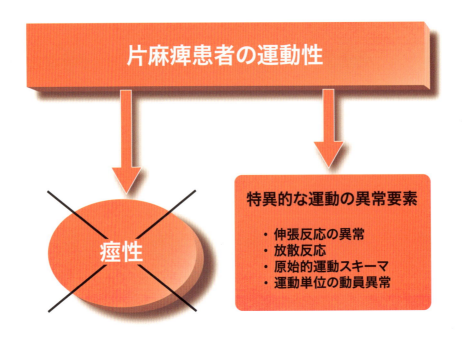

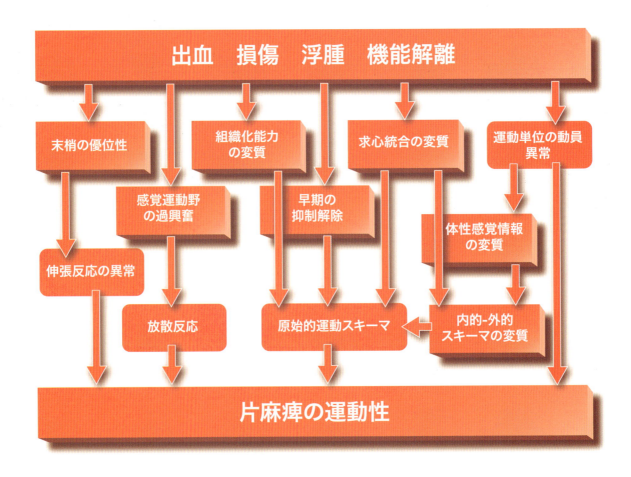

片麻痺の病態を「痙性（spasticity）」として一括して捉えるのではなく、4つの「特異的病理」に区分して分析する

伸張反応の異常

健常者が座位で肘を屈曲し、前腕を中間位にしてテーブルの上に手を置いた状態から他動的に示指を伸展すると、その運動が遂行される速度には関係なく、特に困難なく最大伸展位に達することができる。同様のことを、正しい治療を受けていない片麻痺患者に行うと、次のような状況が観察できる。

①伸展に対する抵抗が出現し、運動を遂行する速度が増すほど伸展に対する抵抗の強さが増し、抵抗の出現するタイミングが早くなる。②他動的な伸展をどんなにゆっくり行っても、抵抗が出現することなく最大伸展位に到達する可能性はない。③示指を他動的に伸展した後、介添えを離すと示指は屈曲位に戻る。④示指を伸展すると、多くの場合、他の指、あるいは手首が屈曲する。つまり、"速度"と"伸張量"の閾値が低くなり、筋の伸張反応が異常に亢進しており、放散反応の出現によって伸張された筋以外の筋にも異常反応が認められる。

放散反応

ある筋群に随意的に呼び起こされた収縮は、それに機能的に結びついた他の筋群の収縮を引き起こすが、これは収縮が強ければ強いほど、つまり、活性される運動単位の数と発射頻度が多ければ多いほど顕在化する。片麻痺患者においては、反射活動を引き起こす刺激への応答として、あるいは随意運動に関連して、特にこの放散反応という現象が出現しやすくなっている。また、放散反応は、制御しなければならない運動負荷が大きいほど、早期に、そして強く現れる。

原始的運動スキーマの存在

片麻痺患者の随意運動は非常に貧弱であり、上肢に関しては身体から遠ざける運動と近づける運動を通じて、下肢に関しては簡略化された歩行運動を通じて、外部環境との大まかな関係しか構築することができない。通常、その種類は原始的スキーマ、つまり、空間的・時間的にあらかじめ限定された粗大な運動スキーマによって構成されている。それ以外の随意運動を遂行することも可能ではあるが、原始的運動スキーマが優先される。患者が単関節運動を遂行しようとする場合も、あるいは抑制されていたり遂行不能な高度な運動スキーマを活性化させようと努力した場合も、原始的運動スキーマが最も簡単に呼び起こされる。

運動単位の動員異常

中枢神経系は、活性化する脊髄の運動単位の数とその発射頻度を適度に変更することによって、筋収縮の強度を調整することができる。運動単位の数と発射頻度の両側面とも、下行性伝導路の投射特性、ならびに運動単位の性質によって広範囲に、そして秩序をもって規定されている。片麻痺患者には適当数の運動単位を動員できないという欠陥が存在し、代償の困難なシステムにより支配されている筋群に、この欠陥が顕著に発現する。こうした運動単位の動員異常が、片麻痺患者の運動機能にもたらす影響は重大である。機能解離によって運動麻痺が重度になる発症直後だけでなく、それ以後も運動課題に対して適当な動員ができなければ、残存能力による制御が困難となり、放散反応や原始的運動スキーマが出現しやすくなる。

………（カルロ・ペルフェッティ『認知運動療法』より）

4 整形外科的疾患の特異的病理
（学習を阻害する要因）

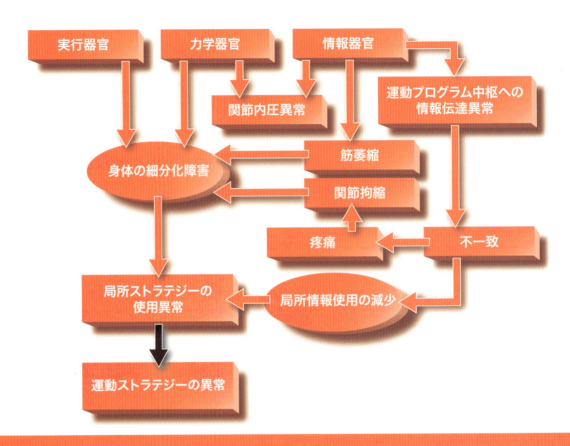

整形外科的疾患の特異的病理

- 疼痛と防御性収縮
  （Dolore e contrattura antalgica）

- 関節の硬さ
  （Rigidità articolare）

- 筋萎縮
  （Ipotrofia）

- 代償運動
  （Movimenti finalizzati）

- 運動単位の動員異常
  （Deficit di reclutamento）

運動器の情報器官としての機能低下は、運動をプログラムする器官、すなわち中枢神経系への情報伝達の異常をきたす。その結果、異常な情報をもとに筋収縮のシークエンスが組織化されるという運動戦略の異常が起こる。これがさらなる情報伝達の異常を生み出し、悪循環として学習される。

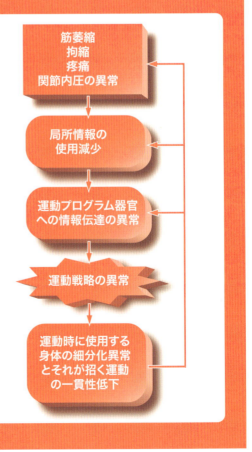

運動器は情報器官である

運動器は次の3つの側面をもっている。
- **力学器官**（運動器が身体を支えるうえでの骨や関節の構造に準拠する力学的な側面）
- **実行器官**（実際に運動を起こす器官としての筋や靭帯の機能そのもの）
- **情報器官**（関節や靭帯の中には感覚受容器が豊富に存在し、さまざまな情報を発信しているという側面）

関節や靭帯は感覚器官として非常に重要な機能をもっている。では、なぜ関節や靭帯にはそのようにたくさんの感覚受容器があるのか。それは、身体を支持したり運動を調節する機能にとって必要となる情報を提供するという大切な役割があるからである。

運動ストラテジーの異常

運動器に障害があると、局所的なストラテジーの使い方が初歩的なものになってしまう。局所的なストラテジーとは、全体のシステムがある一定の機能を発揮するために使われる要素的な運動のことである。たとえば、肩のもつ複数の運動ストラテジーの中で、上肢がある目的のために繊細な運動を起こすためには、どこの局所的な運動をどのように使えばよいのであろうか。力学器官と実行器官としての運動器が損傷されると、身体の細分化の異常が起こる。つまり、身体のさまざまな部分を同時に異なる方向に向けるという運動の解体ができなくなる。

身体の細分化は、肩を外転するというような単純な運動でも行われている。肩の外転時に、上腕骨、体幹、肩甲骨はそれぞれ別の方向に動く、ところが、たとえば上腕骨に力学器官としての障害が生じると、そのような細分化ができなくなる。それによって、肩の情報器官としての機能が低下し情報伝達に異常が生じる。すると、肩を構成する要素間の調和のとれた関係が失われてくるので、上肢全体の運動が障害されてしまう。つまり、関節包、靭帯、筋といった各要素からの求心性情報がばらばらになって一貫性が失われ、脳（中枢神経系）が状況を把握することが難しくなる。

中枢神経系は、そのような求心性情報に一貫性がない場合、予想したものと違うということでそれらの情報を排除してしまう。その結果、各要素間が協調して動くことができなくなった中枢の運動プログラムとの不一致状態が続くと考えられる。また、それは痛みの発生につながっていく可能性がある。痛みが生じると、動きの制限因子としてさらに身体の細分化が困難になる。さらに、痛みによって局所的な情報の使用が制限されるため、全体的な運動ストラテジーにも異常が生じるという悪循環が生じるのである。

以上は、運動器障害に対する治療として認知運動療法を採用することのもっとも重要な考え方になる。

……（フランカ・パンテ［小池美納・訳］『認知運動療法講義』より）

5 行為の機能システムの変質（外部観察）

「行為（action）」とは、ある意図のもとに常に全身の身体部位が相互に関与し合うことによって成り立っている。したがって「行為」の実現に向けた治療を行う際の原則とは、身体運動を構成する上肢機能システム、体幹機能システム、下肢機能システムという3つの行為の機能システムそれぞれの果たす情報構築機能の改善を図ることといえる。3つの行為の機能システムは、それぞれさらに4つの構成要素（コンポーネント）の相互作用によって成り立っている。訓練はこの12の構成要素が果たす情報構築機能の回復のために考案されなければならない。

また、構成要素にはサブ構成要素があり、それらの機能は複数の機能単位が生み出す知覚情報が基盤にある。機能単位とは、意識可能な身体と環境の相互作用による知覚情報のことである。

つまり、「行為（上肢、体幹、下肢機能システム）」は、「構成要素」「サブ構成要素」「機能単位」という階層性（ヒエラルキー）を有している。

そして、認知運動療法の訓練（認知問題）は、行為を創発する構成要素の12の機能の回復を目指して、機能単位のレベルで展開する。

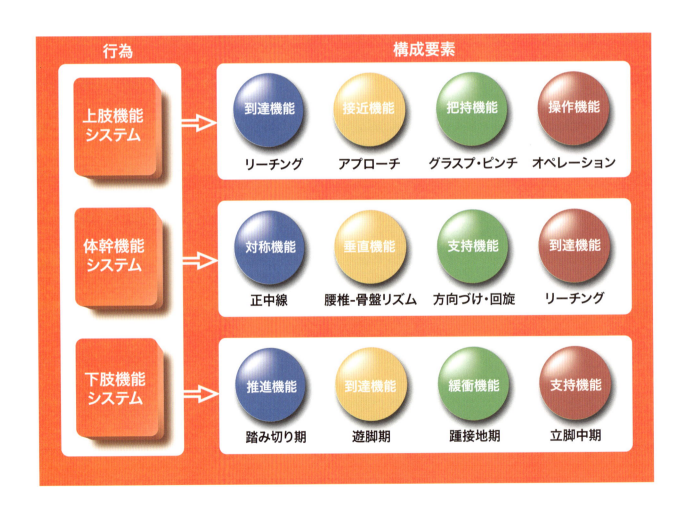

病態分析

上肢の機能システムにおける構成要素とサブ構成要素

対象の位置に応じて方向・距離を合わせる　　対象の形態・傾きに応じて手と接触面を合わせ構える

- 肘関節より遠位を方向づける機能
- 手関節より遠位を方向づける機能

到達機能 リーチング

接近機能 アプローチ

- 手掌を対象の接触面に向ける機能
- 指腹を対象の接触面に向ける機能

- 対象の形状を探索する機能
- 対象の性状を探索する機能

把持機能 グラスプ・ピンチ

操作機能 オペレーション

- 対象の属性を使用する機能（道具の形態的使用）
- 対象の目的性を使用する機能（道具の機能的使用）

対象の形・重さ・摩擦に応じて手掌・指腹を接触させる　　対象の属性・性状に応じて身体・世界に関連する道具使用

体幹の機能システムにおける構成要素とサブ構成要素

体幹の空間アライメントの調節　　直立座位の保持

- 体幹を左右対称に位置する機能
- 体幹の正中線を構築する機能

対称機能（正中線）

垂直機能（腰椎・骨盤リズム）

- 体幹を直立位にする機能
- 座面の水平性を保持する機能

- 体幹の外乱への構え機能
- 体幹を空間に方向づける機能

支持機能（方向づけ・回旋）

到達機能（リーチング）

- 体幹を上肢の到達運動に連動させる機能
- 体幹の立ち直り機能

座位での予測的姿勢制御　　上肢の行為への連動

下肢の機能システムにおける構成要素とサブ構成要素

下肢での前方駆動（押し出し）　　下肢の方向づけと距離

- 前足部での立位バランス機能
- 足指の離床（ピック・アップ）機能

推進機能（踏み切り期）

到達機能（遊脚期）

- 足部を前方に運ぶ機能
- 接地点を決定する機能

- 地面への接触に構える機能（足底の機能面[function surface]の決定）
- 体重を受け取る（ショック吸収）機能

緩衝機能（踵接地期）

支持機能（立脚中期）

- 体幹のグライダー（滑走）機能
- 足圧中心の移動機能

地面の属性と水平性の知覚　　体重支持と体重移動

021

6 認知過程の変質
（内部観察）

```
行為の記憶                          関節覚／運動の時間性
治療の記憶                          運動の空間性／模倣／図形認知
治療効果の持続                      触覚／圧覚／重量覚

    どのように学習するか            どのように知覚するか

一般的注意／注意の持続性
注意の分配／注意の選択性
注意の集中
                        どのように
                         動くか
                                    どのように
                                    言語で記述するか
    どのように注意するか

                    どのように        一般的な言語表出・理解
                    イメージするか    失語の有無
                                      質問に対する反応

視覚的イメージ／筋感覚的イメージ
運動イメージ／イメージの同時性
イメージのための所要時間
```

観察のためのプロフィール

　認知神経リハビリテーションの実践という観点からすると、認知や学習のプロセスが特異的な運動の異常要素（認知過程の病理により特異的に出現した運動の異常要素）の構造を形づくること、そしてまた、そうした構造の変化を観察することによって中枢神経系に生じた訓練の効果も判断できると考えることができる。

　損傷後の行為の構造がどのように改変されているかをさらに詳細にみていく必要があることが明らかになった。これが観察のための「プロフィール」である。患者を観察する時点から「どのように動くか」という病理に特異的な運動の異常要素の把握だけではなく、"どうして"患者がそのように動くのかを捉えていくことが重要であるとわかってきたのである。

　そこで、観察の対象となる「目に見える変質」の背後にある「認知過程の変質」を捉える試みが続けられ、個々の認知過程やその変質を研究することの重要さと併せ、複数の認知過程が最終的な結果、つまり認知の成立に向けてどのように組織化されていくかについての研究も続けられた。

　これはつまり、患者が自分の思考を構成する心的ストラテジー、行為の表象へとつながる心的ストラテジーに相当するものを観察するということを意味する。

　………（カルロ・ペルフェッティ［小池美納・訳］『認知運動療法と道具～差異を生み出す差異をつくる』より）

【どのように知覚するか】
(関節覚)　・自己の身体をどのように知覚しているか（開眼時と閉眼時で差異はあるか）
　　　　　・四肢の関節運動の存在を知覚できるか（運動の存在－感覚レベル）
　　　　　・四肢の関節運動の始点と終点を知覚できるか（運動の変換）
　　　　　・四肢の関節運動の方向を知覚できるか（運動の方向）
　　　　　・四肢の関節運動の大きさを知覚できるか（運動の距離）
　　　　　・四肢の関節運動の速さを知覚できるか（運動の速度）
　　　　　・ある部位を起点に他の部位の位置関係を知覚できるか（運動の空間性）
　　　　　・ある時点を起点に運動の回数や順序を知覚できるか（運動の時間性）
　　　　　・ある面（前額面・矢状面・水平面）に描かれた図形を知覚できるか（図形認知）
　　　　　・視覚・体性感覚・言語で与えられた情報を基に模倣ができるか（運動の産生）
(触覚)　　・運動を伴わない触覚を知覚できるか
　　　　　・運動を伴う触覚を知覚できるか
(圧覚)　　・運動を伴わない圧覚を知覚できるか
　　　　　・運動を伴う圧覚を知覚できるか
(重量覚)　・筋出力を調整し、四肢の重量覚を知覚できるか

【どのように注意するか】
　・視界や身体の全体性に注意を向けることができるか（注意の全体性）
　・視界や身体の全体性に注意を集中することができるか（注意の集中）
　・身体各部に注意を向けたり、移動させることができるか（注意の選択）
　・訓練に対して注意を持続できるか（注意の持続）
　・身体各部に対して必要に応じて注意を分配できるか（注意の分配）
　・運動の特異的病理を注意によって制御できるか（注意の活性化）
　・運動中の各身体運動に連続的に注意を向けることができるか（注意の連続性）

【どのようにイメージするか】
　・非麻痺側の身体各部位の運動イメージを想起できるか
　・非麻痺側の身体各部位の運動イメージを麻痺側に移すことができるか
　・麻痺側で非麻痺側と運動学的に同様の運動イメージを想起できるか
　・麻痺側で非麻痺側と時間的に同様の運動イメージを想起できるか
　・麻痺側の視覚イメージと筋感覚イメージの区別はできるか
　・訓練中に筋感覚イメージを想起できるか
　・運動の特異的病理を運動イメージによって制御できるか
　・姿勢や動作の運動イメージを言語化できるか

【どのように言語で記述するか】
　・訓練についての説明を理解できるか
　・訓練についてセラピストと言語を用いたコミュニケーションができるか
　・運動の特異的病理を言語で表現できるか
　・質問に対する適切な言語的思考ができるか
　・一人称言語と三人称言語との区別が理解できるか
　・セラピストと動作や行為について対話ができるか
　・情動的な言語表現を適切に使うことができるか

【どのように学習するか】
　・過去の行為の記憶を想起できるか
　・前日の訓練を覚えているか
　・訓練で識別した差異について説明できるか
　・前日の訓練効果を持続できているか

道　具

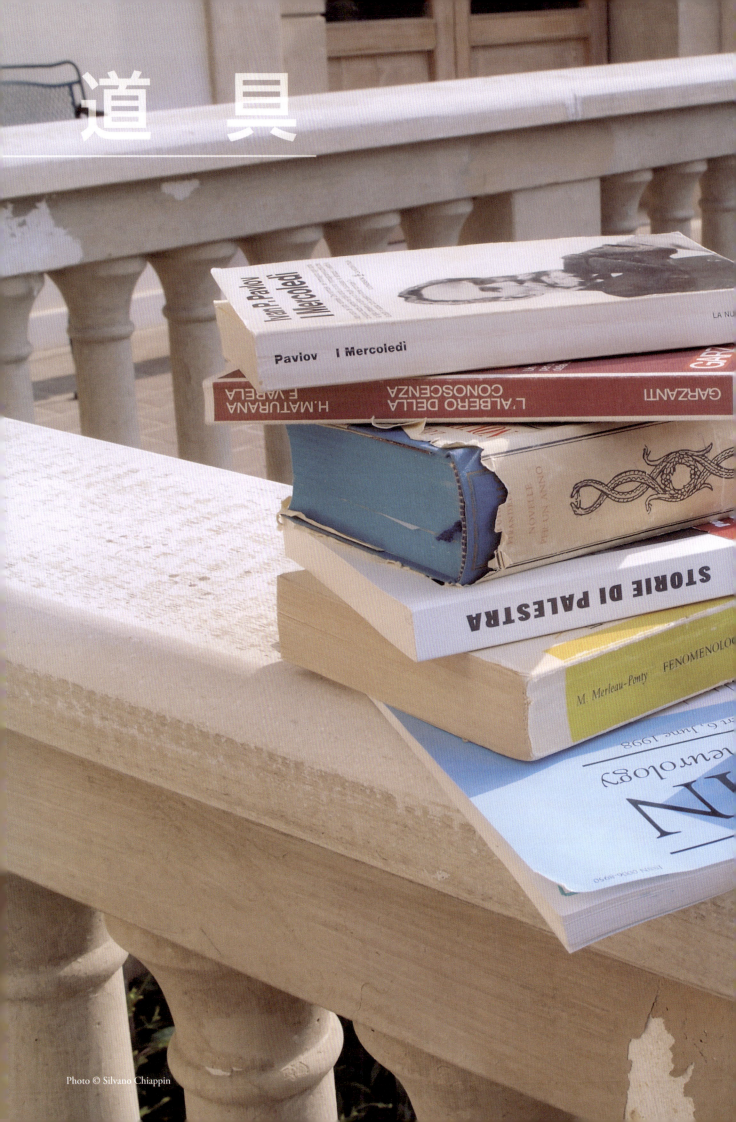

Photo © Silvano Chiappin

道具

7 訓練器具

訓練器具は現実世界のモデルである

　現実世界との関係、そして現実を構成している物体との関係なしに認知神経リハビリテーションを考えることはできない。

　訓練器具は現実世界のモデルであると言われてきた。もう少し正確に言えば、現実のある一部を選択して切り取り処理することで、リハビリテーションに有効なものとして導き出された物体である。

　それぞれの訓練器具は、患者をある「認知問題」に対峙させることができるように考案されている。患者がこの「認知問題」の答えを見つけるためには、一連の心的作業を遂行しなければならない。当然ながら、これらの道具を目的に応じてどのように使用していくかはセラピストが考えなければならない。そこではセラピストの創造力が問われる。創造力はリハビリテーションという作業では決定的な要素なのだ。

　　　　………（カルロ・ペルフェッティ『認知運動療法と道具』より）

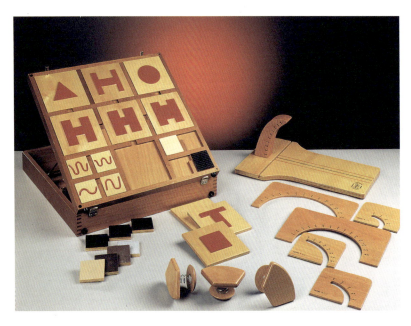
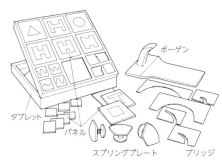

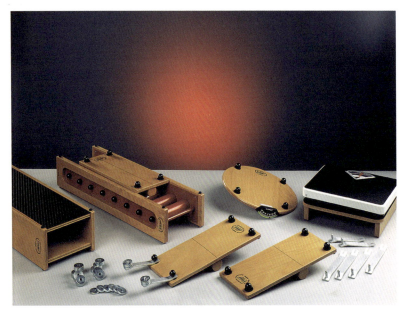
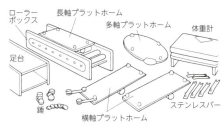

道具

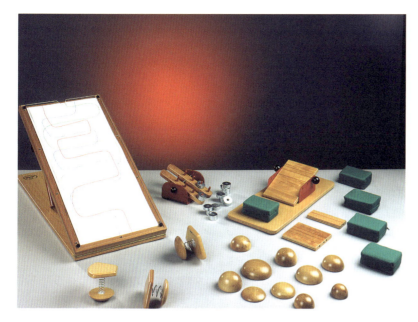
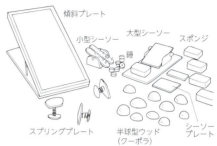

傾斜プレート
小型シーソー　大型シーソー　スポンジ
錘
スプリングプレート　半球型ウッド　シーソー
（クーポラ）　プレート

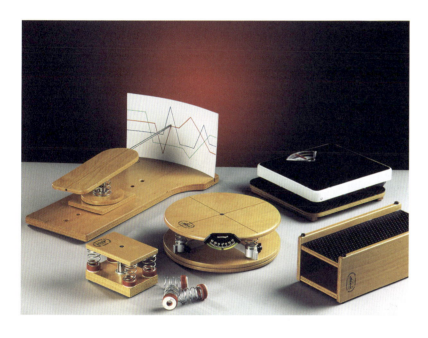
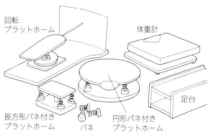

回転プラットホーム　体重計
長方形バネ付き　バネ　円形バネ付き　足台
プラットホーム　　　プラットホーム

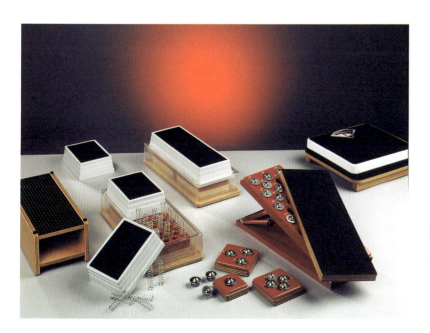
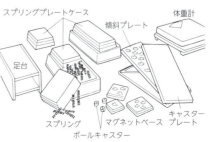

スプリングプレートケース　傾斜プレート　体重計
足台
スプリング　マグネットベース　キャスタープレート
ボールキャスター

訓練器具の一例

①タブレット

この訓練器具を用いることで、訓練の初期段階から上肢のすべての身体部位を使った訓練を行うことができる。患者に随意的な筋収縮を要求することなく、異常な伸張反応の抑制を学習させるのに適している。タブレットの表面には小型パネルを置くための区画が設定されており、ここに置かれた小型パネルにセラピストが患者の手指を接触させ、患者が閉眼で認知課題を行うという訓練に使用される。タブレットの後面は、円軌道（肩の運動性の回復に用いられる）や、一般的な開放性の運動機能（リーチング機能における体幹・肩・肘・手の関係の訓練、対象物から身体までの距離や方向の訓練に使われる）を載せる傾斜板として使用することができる。あるいは、この平面に大型の素材を貼り付けて、触覚あるいは摩擦などの情報収集や、手と対象との空間的・時間的関係に関する情報を収集する訓練（第一段階および第二段階の訓練）に使用することもできる。

②小型パネル

タブレットに置く小型パネルの図形は、それを認識するためにどの関節、どの筋が使われるかという点と、認識の難易度とを考えて選択する。

③スポンジ

この訓練器具は硬さがそれぞれ異なる複数のスポンジから構成されている。スポンジは"相互作用的な"訓練器具と言える。認知問題に答えを出すためには、身体に当てられたスポンジの変形によってもたらされる自己の身体上の変化を分析しなければならないからである。つまり、患者の身体上でスポンジが変化するだけでは、あるいは身体が変化してスポンジを変形させるだけでは不十分である。このような特性ゆえに、スポンジは患者の注意を体性感覚、特に体性感覚に基づいた自分自身の身体表象に向けさせるために有効である。この身体表象は、身体を情報の源とし、また身体部位間の関係を捉えたものだからである。

④ブリッジ

前腕の回内–回外を対象とした訓練に使用される。木

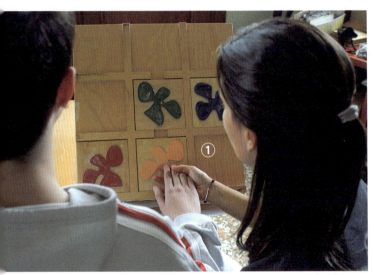

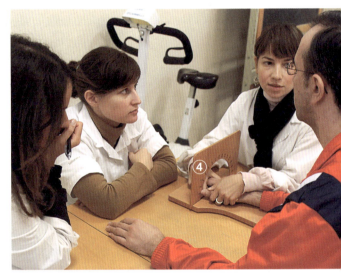

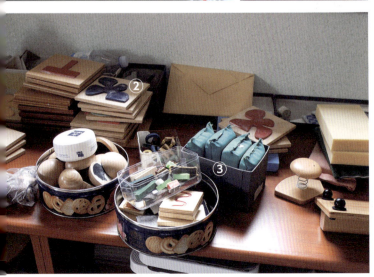

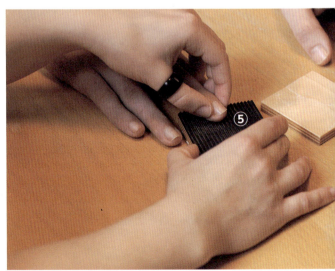

製ブリッジの上にはいくつかの基準点が記されており、触覚タイプ（ブリッジの表面と手を接触させる）と運動覚のみのタイプ（手と訓練器具の接触は行われない）のどちらの訓練にも使用できる。

⑤表面素材プレート

セラピストが、木片、厚紙、紙粘土、ベニアなどのさまざまな素材を使い、差異を設定した3つか4つを一組とした類似の訓練器具を創意工夫することができる。器具と手指との接触角度に注意し、確実に指腹で情報収集が行われるようにすることが重要である。患者は座位で、テーブルの上に患側上肢の前腕を回内させて状態で置く。セラピストは一方の手で訓練器具を押さえ（器具を適当に固定する物がない場合）、もう一方の手で患者の指を形状の縁や表面に沿って動かし、そのセットの中のどれであるかを識別される。この訓練は操作という機能系の末端要素にのみ働きかけるものであり、全指に対して選択的に行うことができる。

⑥傾斜プレート

傾斜プレートは上肢および下肢の訓練に使用する。特に下肢に関しては、訓練の初期段階（座位において第一段階の訓練の要領で行う段階）から、立位獲得初期の段階の訓練まで幅広い訓練に使用することができる。床面で足を滑らせるというような短い距離の運動で異常な伸張反応の制御ができるようになったら、この傾斜プレートを使った運動軌道の訓練を行うのがよい。股関節の内転・外転と組み合わせた膝の屈曲-伸展運動が要求され、関節可動域が増大するからである。プレートの傾斜角度を変更することで（垂直になるまでの変更可能）、訓練に多様性をもたせることができる。

⑦シーソー（下肢用、スポンジとの併用）

タブレットやブリッジで訓練した後、このシーソーを使ってさらに手関節および足関節の背屈の訓練を行うことができる。こうした訓練の根本にあるのは、運動学的な観点からは類似していても運動の様相が異なれば（足先の挙上、踵の下降）、その運動を組織化している中枢神経系にとっては異なる意味をもつのではないかという仮説である。たとえば下肢について言えば、このような訓練は床への接踵を正しく遂行する能力を回復させるのがねらいであり、したがって立位での実施を想定する。しかし、患者がまだ容易に立位を保持できない場合は、座位で類似の訓練を行うのも有効だと考えられる。

⑧バネ付きの多軸不安定板

患者の回復が進めば、患側下肢への荷重移動の制御を向上させるためにこの器具が有効な場合がある。この訓練器具を使用すると、荷重の移動量がバネ付き円形プラットホームの傾斜角度をパラメーターとして患者に示されることで"制御された荷重移動"の訓練が行える。

………（カルロ・ペルフェッティ『認知運動療法と道具』より）

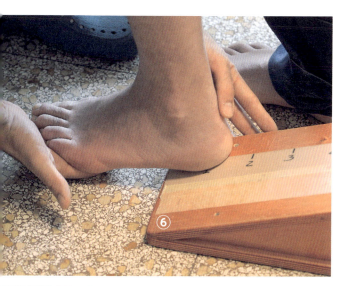

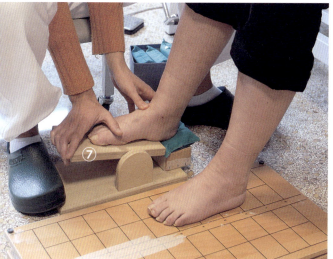

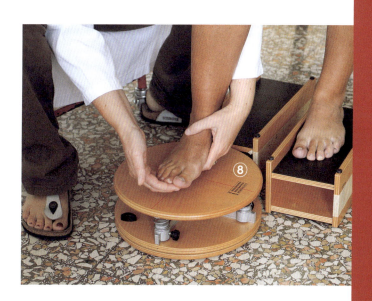

8 運動イメージ

道具（ツール）としての運動イメージ

　私たちが最も注目したのは、運動イメージと認知運動療法における「知覚仮説」との関連であった。知覚仮説とは、認知運動療法において訓練を組み立てる場合の大原則であり、簡単に言えば、「開眼で視覚的に知覚したものを、閉眼で体性感覚を用いて当てる時の予想」のことである。認知運動療法の、特に第一段階の訓練においてさせる訓練が中心となるが、この第一段階の訓練を継続することで、麻痺した手指や四肢の動きが早期に出現することはけっして少なくない。

　私たちは、運動イメージを、運動を遂行した時の間違った感覚を修正していくための道具というふうに考えてきた。患者が間違った運動しか遂行できないと、実際に運動した時もそのイメージなりの運動しかできない。正しく動けない患者は、正しい運動イメージを想起することが非常に難しいのである。なぜなら、現実の自分の状態と正しい運動イメージがかけ離れているからである。運動イメージを想起して、それと同じ運動を生み出すというとさらに難しくなる。したがって、運動イメージを想起させるにあたっては、想起してもらう運動イメージのレベルを、患者の現在のポテンシャルに合わせて設定するということが重要になる。

　運動イメージについてはまだ十分に解明されたわけではないが、患者の運動イメージの異常を慎重にチェックすることで、それが中枢神経系の疾患であれ運動器系の疾患であれ、逆に患者のもつ運動学習上の病態を知るうえで大きな手がかりを与えてくれる。

……（フランカ・パンテ『認知運動療法講義』より）

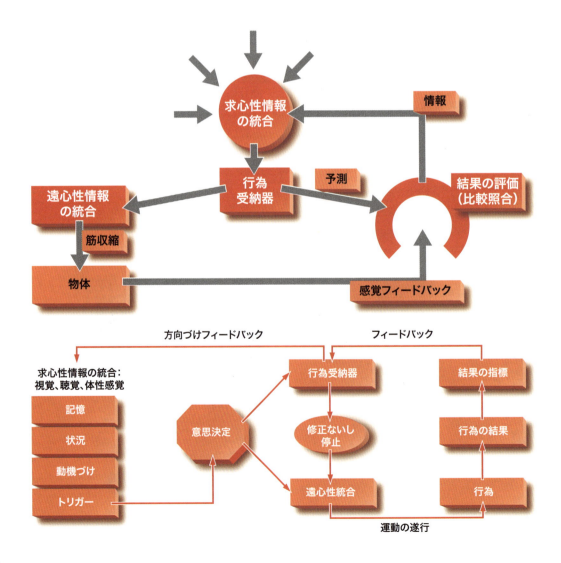

行為には運動イメージが先行する

私たちは運動する人間について研究する時に、筋収縮だけを考えることはしない。運動だけでもない。「筋収縮」は行為を生み出す認知過程の長い鎖の最後の輪にすぎない。一方、「運動」では曖昧すぎる。リハビリテーションの対象となるのは「行為」なのである。「運動」という言葉を使っている時も、それは「行為」を意味する。

そこで「行為」はどのような要素から成り立っているかを整理してみる。行為を構成するのは筋だけではないし、中枢神経系だけでもない。アノーキンはすべての行為は求心性情報の合成から生まれると考えている。

求心性情報の要素としては記憶、末梢からの情報、トリガーとなる求心性情報、動機などがある。

具体的な例で考えてみよう。今、私はのどが渇いているとする。求心統合の最も重要な要素の一つは、私の「不快な感覚」である。もう一つの重要な要素は、「今まで私がこのような不快な感覚をもった時に、自分の体の中に水を取り組むと、その感覚が消失した」という記憶である。そこで周囲を見渡すとテーブルの端に液体の入ったボトルが並んでいるのが見える。これが「外部状況の分析」という、もう一つの重要な要素となる。もう一つ重要なのは私の「身体の位置」である。行為を遂行するためには身体位置を変化させる必要がある。行為の求心合成に使われる要素のいくつかの例を挙げてみたが、図では、求心性情報の統合の円に向かっている複数の矢印がこれらの要素を意味する。これらの求心合成がある興奮レベルに達すると、行為の遂行が決定される。

これが図では中心で表されている「行為受納器」である。行為受納器は、行為を遂行している間また行為の結果として中枢神経系にどのような情報がもたらされるかを予測する機能である。たとえば私が水のボトルを見て、それを手に取ると決定したとする。私の脳は、ボトルを持ち上げる行為やコップに水を注ぐ行為がある特定の情報をもたらすことになるだろうと予測する。行為受納器（予測機構）はすべてのレベルで脳に入ってくる情報を記録する。もちろん筋からの情報もあるし、他の感覚情報もある。運動の結果に関わる情報も入ってくる。

求心統合での選択をもとに、私はたとえばボトルの重さを予測する。ところがボトルを持ち上げてみると予測していたよりずっと軽いと感じたとする。この場合、行為受納器は私が予測したものと私が実際に感じたものとの間に不一致があったことを知らせる。こうしてフィードバックされた情報が私の予測と対応しない場合には、もう一度、求心統合からすべての見直しが行われる。アノーキンは、行為受納器は行為の中でも特に重要な要素であると考えている。このようなことを患者に置き換えてみると、患者の中には予測機構、行為受納器を働かせることに困難がある人がいるのではないだろうか。

私がアノーキンのこの考え方を重要と考える理由は、患者の言葉から私たちは彼らの運動に生じている問題、つまり彼らの行為の成立に生じている問題を理解するうえで大きな可能性をもっていると考えるからである。

患者の知覚仮説と運動イメージとの強い関わりは、患者が自分の行為とそれをどのように意識できているかということとの強い関わりへと展開していくことができるだろう。

……… (カルロ・ペルフェッティ『身体と精神』より)

運動イメージ（＝知覚仮説）は行為の脳内シミュレーションであり、アノーキンの"行為受納器"の予測機能に相当する

9 言語

道具（ツール）としての言語

「患者と話す」とは私たちが立ち上げた研究プロジェクトで、このプロジェクトでは、回復にとって有意となるような「患者との対話」の可能性を探るものである。患者"に"話すのではなく、患者"と"話すことが肝要だ。セラピストは患者とのやりとりによって、自分の思考を変化させていく心構えでなければならない。このような観点は、現在の主流である考え方、つまり回復を達成するために有効な知識をもつのは医療関係者（医師やセラピスト）側だけだという考え方に一石を投じるものである。

私たちは最近、手の運動回復について再び研究を進めているが、その関心が言語にまで拡張されたのはいわば必然である。手の運動（さらには身体運動）と言語の間には共通点があるからである。どちらも周りの環境（さまざまな物体や人間からなっている）に働きかける手段なのである。特に言語は、それらの手段を産出する人間というシステムの組織化に変化をもたらすことができる。

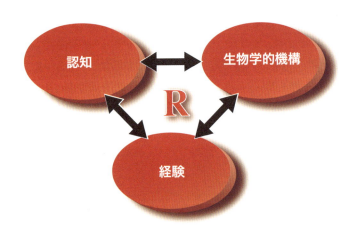

私たちは、リハビリテーションにおける「訓練（図中の"R"）」は3つの要素から構築される関係の中心にあると考えている。要素の一つは「認知＝生きるという行為」である。もう一つの要素は「生物学的機構」である。3つめの要素が「経験」である。3つの要素が両方向の矢印で関係づけられているのは、これらの要素がお互いに影響し合うものだからである。知るという行為の中で行為主体はある経験をし、それが脳の生物学的構造に変化をもたらすことになる。そして脳の生物学的構造が変化することで、認知の仕方にも変化が生じてくる。意識的な経験をするということは、ある一つの状況に対峙した時に、何を感覚的レベルで感じ、何を認知的レベルで考え、何を情動的レベルで感じるかを自覚するということである。セラピストにとって、こうした患者の経験について知るためには、その情報を得るために患者"と"話すこと、そして患者の記述を注意深く分析する必要がある。このように治療にとって重要な情報を得るためには、どうしても言語に頼らなければならない。セラピストの言語と患者の言語の両方が必要である。そして、そのような言語の使い方は目的に沿ったものでなければならない。セラピストが患者"と"話すという能力をもって初めて、患者の経験を知り、患者の経験を訓練に活用していくことができる。患者の異常な伸張反応や放散反応などについて神経生理学的な側面のみを熟知しても、それだけでは十分ではない。このような特異的な運動の異常要素が患者にとって何なのか、それをどのように体験しているのかを知ることは必要である。そうしなければ、患者の問題について具体的な視点をもつことはできない。

リハビリテーションにとって重要なのは「経験の言語」である。経験の言語とは、他者（この場合はセラピスト）に対して、ある状況での自分の経験を説明するためのものである。私たちは人間の身体と精神を一つのユニットとして捉えており、その観点から患者の言語を分析することは、「患者が自分の精神と身体との関係についてどんな記述をしているのか」を探求することと等しいのである。

……（カルロ・ペルフェッティ『身体と精神』より）

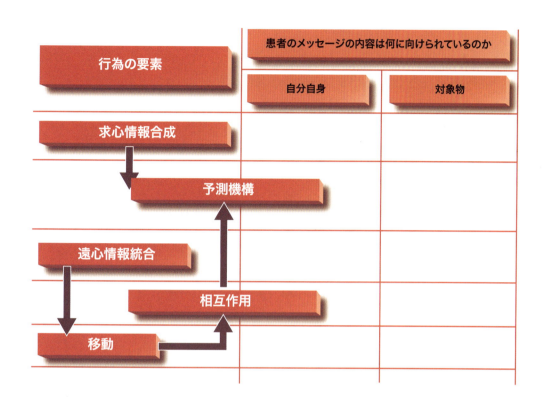

　患者がある記述をしたとする。私たちはその記述は「求心統合」「行為受納器」「相互作用の組織化」「中枢神経系（行為受納器）への相互作用情報のフィードバックに照らしてどのような意味があるか」との関係で検討してみればどうだろうか。そのために考案されたのがこの表である。

　左側にはアノーキンが行為の構成要素として重要だと考えているものを書き出した。たとえば患者の記述が、求心情報合成の部分で何か意味があると考えるのであれば、その右側の空白部に「どんな意味があるのか」「患者の言葉から何がわかるか」を書き込む。こうした作業は、患者の記述を分析しながら、患者の運動能力のどこが変質しているのかを理解しようとするためのものである。こうしたアプローチをすることで、運動能力の変質は身体レベルでの変質のみならず、むしろ世界と有意な相互作用をつくりだすことができなくなっているからではないかということを確かめることもできる。

　………（カルロ・ペルフェッティ『身体と精神』より）

「患者に話す」のではなく、「患者と話す」時、「一人称の声」が聞こえる

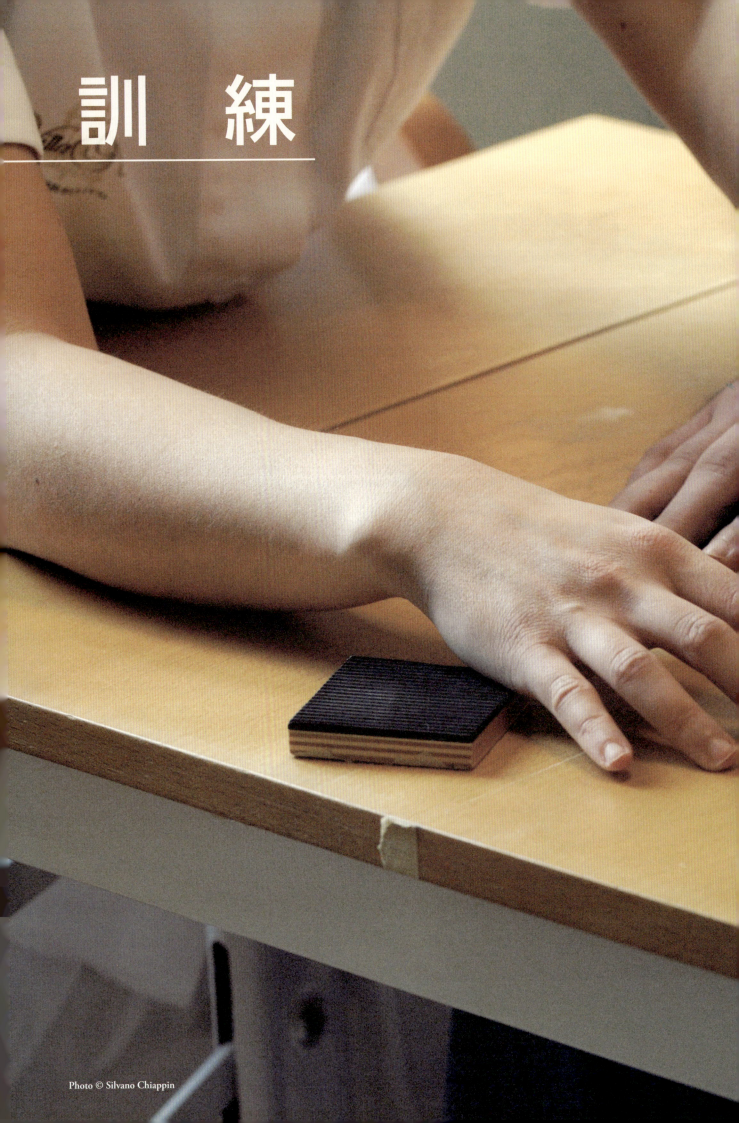

訓　練

Photo © Silvano Chiappin

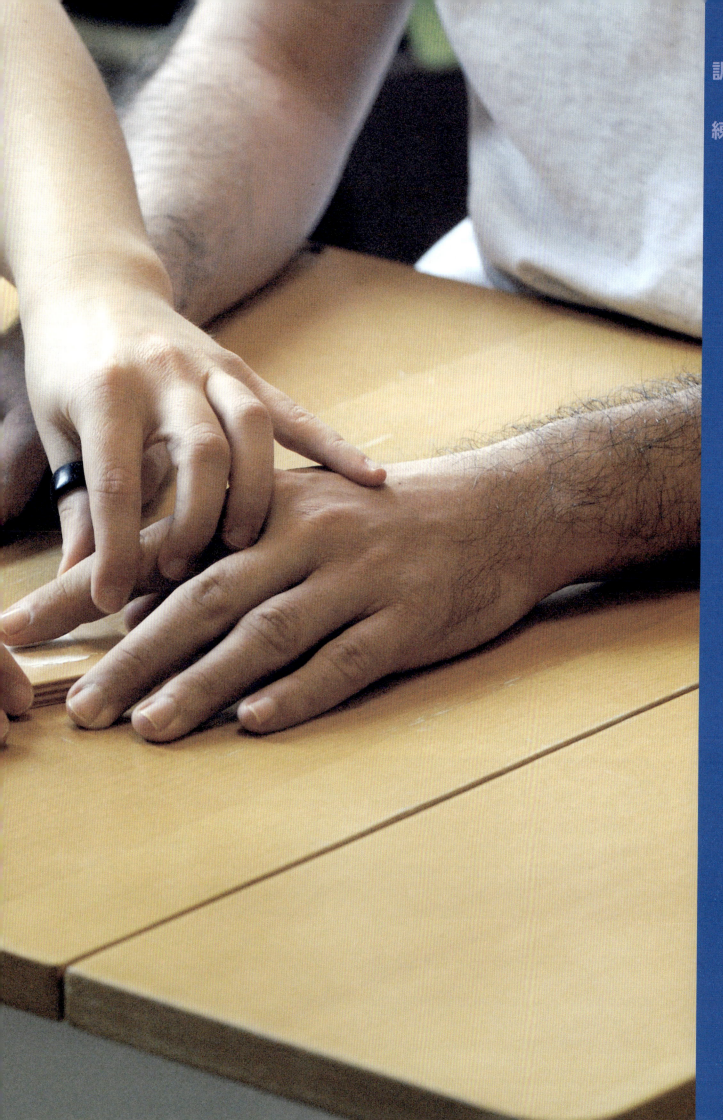

訓練

10 認知問題－知覚仮説－解答

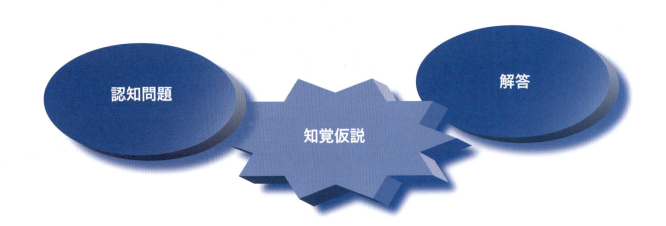

　認知神経リハビリテーション（認知運動療法）の場合は何が具体的な思考上の道具となっているのであろうか。認知神経リハビリテーションでは「教育的ストラテジー」、言い換えると「どういうふうに教えるか」という面からこの分析が行われる。つまり、治療を決定するにあたって、その治療で患者に何を教えたいかという点である。認知神経リハビリテーションでは、一つの治療に至る道筋、つまり「認知問題」を提示し、その認知問題をもとに患者が「知覚仮説」を立て、それを情報変換して、最終的に比較照合をすることで「解答」を与えるという原則がある。

　　　……（フランカ・パンテ［小池美納・訳］『認知運動療法講義』より）

認知問題

　認知問題は、身体の複数の部位の移動と細分化によって解答される。「問題」という言葉を使う理由は、現在行使できる能力だけでは解答が出せないと患者が気づくような状況が作り出されるからである。問題を展開してゆくことにより、患者の中枢神経系は一定の方式に従って自らを組織化してゆく必要に迫られる。これにより、空間作業などをはじめとする認知に不可欠な運動課題や、リハビリテーション専門家が十分な機能回復を得るために有効であると判断した特定の運動課題を実現することが可能になる。

　したがって、「現在は不足しているが、運動課題の遂行中にセラピストの介助を組み込めば可能である」と考えられる運動能力の組織化に向けて、問題に解答する要求がなされなければならない。患者は、自発的には、このような目的に向けて運動を組織化する必要性を感じることはない。患者の中枢神経系は自動的な方式を優先する傾向にあるからである。自動的な運動活性化方式が損傷を免れた運動能力に向けられると、初歩的な身体と環境との相互作用を通じての自発的回復がもたらされることになるが、完全な運動機能回復には至らない。

　「問題」は、認知に関わるものでなければならず、純粋に運動だけに関わる問題（たとえば、精密で複雑な筋収縮の組み合わせを呼び起こすように要求すること）であってはならない。一方、3を11で割ったらいくつになるかというような、純粋に観念的な問題であってもならない。

知覚仮説

　意味のある回復になるかどうかが認知過程の活性化にかかっているとするならば、おのおのの訓練の中核に認知の必要性、つまり外界との関係から一連の情報を得る必要性を訓練の中にもってくることが重要である。これは的確に構成された筋収縮や選択的な筋緊張の調整という形で運動を組織化してゆくという一連の学習過程ということになる。患者は常に「知覚仮説」をつくり、セラピストの計画的な介助により、身体の細分化を可能にする筋収縮を通じて、知覚仮説に対する確認を行わなければならない。

　知覚仮説は、行為の結果として中枢神経系で営まれる一連の情報の予測である。言うなれば、知覚仮説はこれ

から行われる筋収縮のためのイメージ想起であり、また、ガイドの役割を果たすものである。中枢神経系は、重要な情報を得ようとする"探求者"であり、それを獲得するためには、物体との関係を最も的確に築くような運動シークエンスを正確にプログラムしなければならないことがわかる。セラピストにとっての基本的な課題は、知覚仮説を正確に特定化し、訓練の内容であるストラテジーの獲得につながる筋収縮を、患者が呼び出さなければならない状況にもってゆくことにある。

解答

認知問題に対する解答は、身体各部の移動からのみ引き出すようにしなければならないが、この身体運動は、初期の段階では患者一人で正確に実行できないため、セラピストの介助によって達成されるものでなければならない。患者自身が行わなければならないのは、運動に関わる情報の組織化と運動への協力である。

ここでいう運動への協力とは、筋緊張の調整のように、仮説−解答の確認に必要な身体各部の移動をセラピストが正確に行えるようにするものである。それに対して、患者は問題によって設定されたセラピストの要求に答えるために不可欠な要素を知覚しようとして、注意を集中し、意味のある本質的な情報を収集し、それを利用して運動の組織化過程を実行に移す。

………（カルロ・ペルフェッティ『認知運動療法』より）

認知問題には「空間問題」と「接触問題」がある
[空間問題] 方向、距離、形態　　　　　　　→「どこ？」の空間
[接触問題] 表面素材、圧、摩擦、重量　　　→「何？」の空間

空間作業を遂行する能力は認知ストラテジーを必要とする。たとえば、閉眼した状態で、手のしたに何があるのか認識するように言われたら、「丸いもので、高さは10cm、重さがあり、コップのようだ」というように答えることができる。つまりある一つの空間で作業が行われたことになる。今度は、手を空間の中で動かし、何か硬いものを探してどこにあるか述べるように言われたら、これはまた異なったタイプの空間作業を行ったことになる。第一の例が「何？」の空間、つまり**物体の空間における空間作業**を要求していることになる。認知のために**必要とされる空間関係は物体の内部に構築される**。第二の例が「どこ？」の空間、つまり「これはあなたの身体に対してどの位置にあるか」ということに対する答えを要求していることになる。

この二つのうち、どちらかにしか答えることのできない患者もいる。したがって「空間を基準とした訓練を行う」というだけでは十分ではないし、「体性感覚の空間を基準として空間に基礎をおいた訓練を行う」というのでも十分ではない。空間に基礎を置き、体性感覚の空間を基準としている訓練の中で、患者を「どこ？」の空間で作業させているのか、それとも**物体の空間、すなわち「何の？」空間で作業させているのかを明確にすること**が必要である。

………（カルロ・ペルフェッティ『認知運動療法』より）

11 訓練の組織化

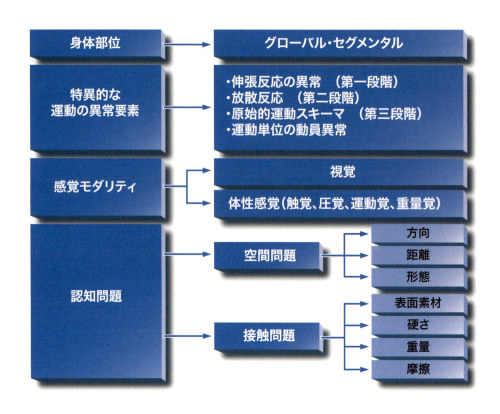

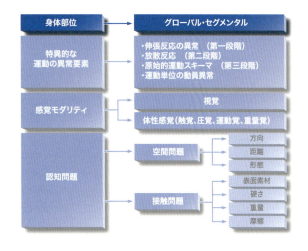

①身体部位

　身体部位の移動には、多関節運動（グローバル）と単関節運動（セグメンタル）がある。

　認知問題の選定と結果の予想にあたり、セラピストは常に身体システム全体の動きに、バイオメカニカルな観点からだけでなく、情報の認知という観点からも注意を払わなければならない。たとえば、四肢の一つを使って訓練を遂行するにあたり、腕や足に一定の認識を求める際に他の四肢や体幹がどのような動きを示すか、セラピストは常に自問していかなければならない。表面的には訓練に巻き込まれていない体幹の動きが、患者が学習する行為の意味を規定していることが多々あることが簡単に確認されるはずである。

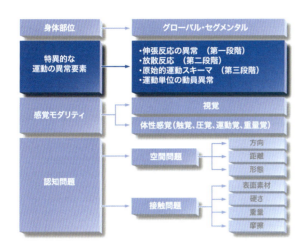
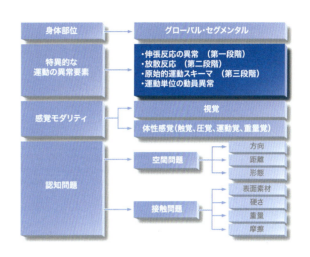

②特異的な運動の異常要素

Ⅰ. 第一段階の訓練

グローバル・タイプの訓練では、セラピストは多くの関節を巻き込む運動シークエンスを患者に遂行させ、患者は伸張反応を制御するように努める。この場合、運動シークエンスの速度や空間性もセラピストによって調整され、患者は随時提示される知覚仮説にのみ注意することが大切で、随意的に運動に協力してはならない。認知問題は運動覚情報と接触情報の認識でよいが、患者が伸張反応を抑制できるようになっていなければ正確な評価は不可能である。

セグメンタル・タイプの訓練では、認知機能における運動覚情報を主に使用する。患者はセラピストによる他動的な運動の後に、特定の身体部位が置かれている位置をできるだけ正確に認識しなければならない。まだ共同運動や放散反応が出現しておらず、伸張反応の閾値があまり高くない初期の段階では、セラピストは患者の注意を運動している関節のみに向けるようにする。その後の段階で病的な運動要素が出現してきたら、セラピストの他動的な運動により引き起こされた、筋の伸張に反応して生じる圧縮感としての皮膚感覚情報や、異常な伸張反応の生じた筋の状態に注意を向けさせる（たとえば、あなたの指先が私の手を押しているのがわかりますか…）。セラピストは筋の伸張反応の異常をなくして運動が遂行できるのだということを患者に理解させるように努めなければならない。それゆえ、伸張反応の異常が出現した場合には、患者が的確な調整を試みられるように、その状況自体を提示することも時には適当かもしれない。

第一段階の訓練はセラピストの他動運動で行う。

Ⅱ. 第二段階の訓練

中等度の運動障害をきたしている片麻痺患者が、ある適当な期間正しく第一段階の訓練を行うと、通常、かなり自動的に伸張反応を制御できるようになり、多くの場合は手指の分離運動や他の関節の独立した動きの兆しが現れてくる。

第二段階の訓練の基本的な目的は、片麻痺患者が放散反応の制御ができるように導くことである。放散反応は、制御を行わなければならない筋以外で、一つあるいは複数の筋群に能動的な収縮が起こることによって生じる。第二段階の訓練に入ると、セラピストの仕事の対象に、患者の筋収縮が含まれてくる。放散反応を制御するためには、能動的な筋収縮が必要だからである。言い換えると、運動学習の初期の段階では健側にだけ要求されていたある一定数の運動単位の動員が、患側にも要求されることになる。運動シークエンスに予定されていない放散状の筋収縮を抑制する能力だけでなく、セラピストは随意的に活性化された運動単位の動員の質的な制御能力の回復も始めなければならない。患者が運動単位の動員という側面だけに注意を集中できるようになる第三段階の訓練を通じて、この制御能力はさらに向上していく。

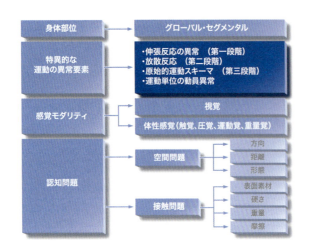
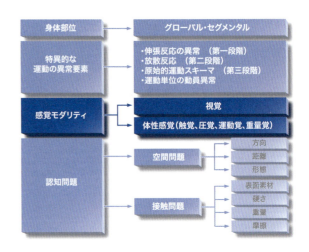

Ⅲ. 第三段階の訓練

　第三段階の訓練を通じて、患者は提起された知覚仮説に随意運動を適応させることを学習していく。第一段階と第二段階の訓練によって、病的な構成要素の制御は自動的に行われるようになっており、もはや伸張反応の異常や放散反応の影響に注意を払う必要はない。患者の注意は、活性化された運動スキーマと、セラピストによって提言される運動スキーマとの差異の認知だけに向けられる。

　しかしながら、このような状況は、実際の臨床上では簡単に起こり得ない。第一段階と第二段階の訓練による伸張反応と放散反応の制御が完全に自動的になることは非常に難しい。したがって、実際の臨床場面では、引き続き、身体の個別部位への訓練を行ったり、一定の筋の急激な伸張が生じると再び異常な伸張反応を出現させたり、あるいは放散反応を引き起こしてしまう危険性のあるような運動連鎖の要素に対しては、必要に応じて介助や訓練を継続する必要がある。

　第三段階の訓練の目的は、患者がより多くの運動単位を動員できるようにすることだけでなく、空間的・時間的にも異なるさまざまな動員を行えるように原始的運動スキーマを制御し、運動の協調性を再獲得させることである。そのために、運動の強度と空間性に対する量的・質的な運動課題を企画し、患者が同時に複数の関節の制御を必要とする運動シークエンスを遂行し、可能な限り段階的に運動単位の動員を行うことにより、複数の運動連鎖の可能性の中から、要求に適した運動連鎖の選択を達成できるようにする。

③感覚モダリティ

　感覚の情報領域内で、問題点の構築を通じて、患者の注意が知覚仮説の作成と確認に向けられるように要求される。もっとも適切な感覚はどれかを、つまり、体性感覚を使うのか視覚を使うのかというように、確認する感覚を選定する必要がある。体性感覚の場合は、患者の注意を触覚情報、運動覚情報、圧覚情報、摩擦や重量情報のうちのどれに向けるのが学習にとってもっとも重要であるかの選択も行わなければならない。

　また、この項目では問題点に解答を与えるために活性化される"情報変換過程"の必要性についても考慮されねばならない。たとえば、患者に大きさの違う3つの三角形を見せてから閉眼させ指でなぞらせて認識させる訓練を考えてみよう。患者は形を視覚的に分析した後、視覚−運動覚への情報変換を行う。認識すべき形を見せず、運動を通じてのみ形の知覚を行う場合には、上記のような感覚情報の変換作業は必要ではなくなる。

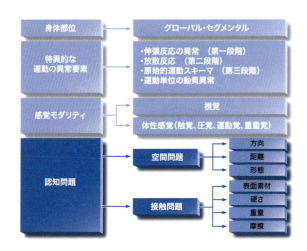

④認知問題（空間問題と接触問題）

　患者が問題に対する解答に辿り着くために要求される「心的作業」は、中枢神経系が外界認識のために行う組織化能力と緊密に関連している。外界との"対話"を図るために身体の受容表面を使用する能力と密接に関連している。そしてこの結果、知覚された事柄に"意味"が与えられる。

　したがって、「認知問題」は、空間的な認知問題（方向、距離、形態）を要求するのか、接触的な認知問題（表面素材、圧、重量、摩擦）を要求するのかに応じて訓練は分類される。

　ただし、こうした分類は実務的な分類にすぎない。患者が関係を構築しようとする物体の認識は、一つの方式のみには通常限定されないからである。したがって、空間的・接触的にと限定して方式を定めるのは、あくまでも暫定的な措置と考えねばならない。

　空間、接触のどちらのタイプの場合も、基準点として自分の身体を使うのか、外界を使うのかによって、情報の獲得のための組織化が異なっている点に注意しなければならない。重量の認識の場合、自分の身体の重量に関する知覚仮説をプログラムするのと、身体の変容を介して物体の重量に関する知覚仮説をプログラムするのとでは異なるし、空間の認識においても、距離の差を認識するのと、自分の身体の一つの部位から外部の一点までの方向を認識するのとでは情報の獲得のための組織化が異なってくる。

　………（カルロ・ペルフェッティ『認知運動療法』より）

訓練の規範

　あらゆる学習がそうであるように、訓練は反復されなければならないが、その実際においては次の規範が備わっていなければならない。

■ 注意の集中

　運動の知覚は、患者が自己の身体や環境から特定情報を識別する能力を再び得ることによって初めて起こり得るものであり、そうした情報自体に注意を集中させることがきわめて重要である。

■ 閉眼での訓練

　訓練の多くは、眼を閉じたままで行われる。これにより触覚、圧覚、運動覚、摩擦、重量覚などに関する情報へと患者の意識を向かわせる。

■ 物体との関わり

　情報の収集には、物体との関わりが基本的に重要となってくる。このため、一般的に日常生活で使われている道具とは異なるさまざまな訓練器具を使用する。これらは、それぞれが現実の一面を単純な形で表しており、この補助器具の介在により身体と環境との相互作用や患者自身があらかじめ設定されたレベルの知覚仮説の検証に向かうような治療方略を、計画的かつ厳密にプログラミングすることができる。

■ 筋収縮を強要しない

　患者が、あからさまに随意運動を要求されることはない。治療過程の適当な時点で、訓練内容や難易度に変化を加え、患者が一つでも適切な運動単位の動員ができるよう、しかし、それが患者自身の認知能力の可能性に見合ったもので、けっして病的な筋収縮や異常運動の誘因とならないように試みるのがセラピストの技量である

　………（カルロ・ペルフェッティ『認知運動療法』より）

12 感覚情報変換

身体は、自己変容能力を備えた受容表面である

　情報というものは物体自体、あるいはその形態の中にあるものではない。相互作用によって築かれる身体と物体との相互関係は、物体に含まれる情報を引き出すために使われるのではなく、物体に意味を与えるのに必要な情報を作り出すために使われる。つまり"抽出する"という作業と言うよりも、"解釈する"という作業なのである。

　人間は外界との関係を築くにあたり、自己にとって最も興味ある関係を選択している。すべての収集可能な情報の中から、その時点で最も有効な情報を選び出しているのである。これはつまり「解釈」という作業であり、あるものを選択すると同時にいくつかの可能性を排除しているのである。このように人間は物体との関係を築くにあたり、そのすべての特性を把握するわけではなく、その状況下で重要なものだけを把握している。物体が物理的に変化しなくても、これに対して何をしたいかに応じて、同じ物体にも異なった意味が与えられる。これが可能となるのは、最も適切な運動形態に身体を変容させていく筋収縮のおかげである。ベルを押して音を出すのと、その時のバネの抵抗を確かめるのと、何ミリ下がったかを感じるのとは、すべて異なる行為なのである。そして、この異なる行為を通じての筋収縮により、同じ物体に違った意味を与えているのである。

　身体の、自らを変容させる能力こそが、この解釈、すなわちその状況下にいる人間にとって有効な意味を与えるという作業を可能にしている。身体は、その総体として、適応性があり洗練された運動組織化能力を備えている。身体は知覚の受容表面とみることができるが、特に、自己変容能力を備えており、この能力によって物体に意味を与えるという作業が可能となる。

　　……（カルロ・ペルフェッティ『認知運動療法』より）

何かを知るための3つの手段
（ブルーナー）

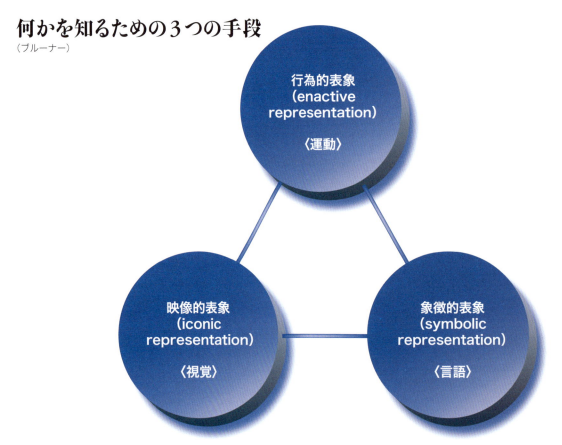

情報を構築できなくなることは「運動（筋収縮）によって世界を知ることができない」ことを意味する。たとえば片麻痺では、高次脳機能障害を合併していない限り、基本的に視覚的表象や言語的表象は障害されておらず、行為的表象に問題が発生する。また、そうした行為的表象が視覚的表象や言語的表象と一致しなくなる。これは「異種感覚間の情報変換不全」と言われるものである。

感覚モダリティの選定が知覚仮説の内容を決める

認知問題によって患者の注意が知覚仮説の作成と確認に向けられる時、そこで選定されている感覚のモダリティが何であるのかということは、訓練を考案するうえで重要な特性となる。最も適切な感覚はどれか、つまり、患者は訓練を通して体性感覚を使うのか、視覚を使うのかというように、どのような感覚モダリティを通して解答を見つけようとするのかということを、セラピストは適切に選定する必要がある。体性感覚の場合は、患者の注意を触覚情報、運動覚情報、圧覚情報、摩擦や重量情報のうちのどれに向けるのが学習にとって最も重要であるのかの選択も行わなければならない。したがって、感覚のモダリティを前提とするならば、情報は以下のごとく区分することができる。

* 視覚
* 触覚
* 圧覚
* 運動覚

そして、この項目では問題に解答を与えるために活性化される"情報変換過程"の必要性についても考慮されねばならない。

たとえば、患者に大きさの違う3つの三角形を見せてから閉眼させ、手指でそれをなぞらせて認識させる訓練を考えてみよう。患者は形を視覚的に分析した後、視覚－運動覚への情報変換を行い、運動軌道をなぞる間、中枢神経系に送られてくる運動覚情報との比較を通じて認識作業を行う。あるいは、認識すべき形を見せず、運動を通じてのみ形の知覚を行う場合には、上記のような感覚情報の変換作業は必要でなくなる。また、患者の四肢をセラピストが他動的に動かした後、それがどのような動きであったかを複数の写真から選択させるという課題では、運動記憶を視覚に変換できなければ照合できない。

……（カルロ・ペルフェッティ『認知運動療法』より）

感覚情報の変換には次の2種のものがある

[異種感覚情報の変換]
　視覚－体性感覚の情報変換
　視覚－言語の情報変換
　体性感覚－言語の情報変換

[同種感覚情報の変換]
　視覚－視覚の情報変換
　体性感覚－体性感覚の情報変換
　言語－言語の情報変換

……（フランカ・パンテ『認知運動療法講義』より）

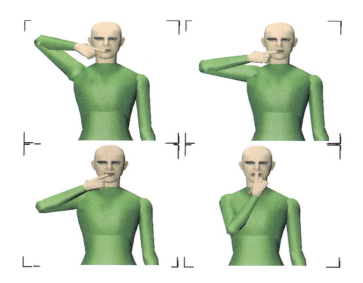

視覚－体性感覚（運動覚）の情報変換に使う絵カード

視覚→体性感覚の場合は、視覚により差異を解読し、運動により模倣して産出（照合）する

体性感覚→視覚の場合は、閉眼して他動運動で差異を解読し、視覚で産出（照合）する

13-1 訓練計画（1）：訓練の内容、方法、検証
上肢の第一段階の訓練の実施とその記述例

作業ユニット （どの身体部位を使うか）	上肢のアプローチに必要な前腕（肘、手関節）の機能
目的	前腕回内・回外の識別（前腕への空間問題）
内容 （何を教えたいか）	・肘、手関節（前腕）の伸張反応の異常の制御 ・肘、手関節（前腕）の放散反応の制御 ・肘、手関節（前腕）の運動単位の動員異常の制御 ・アプローチにとって有意味な運動覚情報の収集と処理
使用器具	ブリッジ
方法 （どのように教えるか）	・訓練器具はブリッジを使用する。 ・開始肢位は端座位でブリッジの台座上に前腕を載せる。その時に台座を載せたテーブルは上肢に特異的病理が出現しない高さとする。両上肢だけでなく、体幹、下肢ともリラックスした状態とする。 ・患者は閉眼し、リラックスした状態を維持する。セラピストによる患側前腕の回内・回外方向のガイドに対して、肘、手関節（前腕）の運動覚情報を収集し、その位置について識別しなければならない。患者の身体部位はリラックスした状態でなければならないが、まったく受け身になってはいけない。 ・セラピストは患者の母指を橈側外転位に保持しながら手部を把持し、もう一方の手で他4指を把持する。患者の親指をブリッジに接触させたまま、各目盛の位置まで動かして位置を識別させる。手指と手関節に伸張反応の異常と放散反応が出現しないようにコントロールする。その際、ただ前腕を動かすのではなく、制御についても行う。患者に聞く内容については； →動いたか、止まっていたか →どの方向に動いたか →どれくらい動いたか（ブリッジにある目盛を指標に事前に決めていた差異に対して） →肘、手関節（前腕）がどのように運動したか →身体の基準点（肘）に対して母指がどこに位置するか（内側か外側か） →前腕がブリッジの台座上にかける圧はどのように変化したか →ガイド中に他の身体部位に変化がなかったか
検証 （機能回復をどのように確認するか）	・患者は伸張反応の異常や放散反応を出現させることなく、提示された課題を解決できなければならない。その際、セラピストの介助で行われる運動に適合し、識別するための有意味な情報を構築できなければならない。 ・アプローチで伸張反応の異常や放散反応を出現させることなく、セラピストのガイドにより、前腕を回内・回外することができる。また、その時、他の身体部位が必要な位置関係を維持しつつ、リラックスした状態となるようにしなければならない。

13-2 訓練計画（2）：訓練の内容、方法、検証
下肢の第一段階の訓練の実施とその記述例

作業ユニット（どの身体部位を使うか）	下肢の遊脚相における膝と足部の機能
目的	座位での足部の位置の識別（膝関節への空間問題）
内容（何を教えたいか）	・膝、足関節の伸張反応の異常の制御 ・膝、足関節の放散反応の制御 ・膝、足関節からの運動覚情報の収集と処理 ・足底の体性感覚情報の収集と処理 ・遊脚相に関する膝、足関節間の関係の組織化
使用器具	傾斜板
方法（どのように教えるか）	・訓練器具は傾斜板を使用する。 ・開始肢位は端座位で傾斜板上に両足を載せる。その時に股関節が内転・外転、内旋・外旋は中間位とし、膝関節は90°屈曲位とする。足関節は傾斜板の傾斜に合わせて軽度背屈し、内返し・外返しについては中間位とする。両下肢だけでなく、体幹、上肢ともリラックスした状態とする。靴下は装着するか、もしくは母趾の放散反応を観察する必要がある場合は裸足とし、傾斜板上にベビーパウダーを撒く。 ・患者は閉眼し、リラックスした状態を維持する。セラピストによる患側足部の前後方向のガイドに対して、膝、足関節の運動覚情報、足底の体性感覚情報を収集し、その位置について識別しなければならない。患者の身体部位はリラックスした状態でなければならないが、まったく受け身になってはいけない。 ・セラピストは傾斜板上にある患者の足部を片手、もしくは両手で前後にガイドする。その際、ただ足部を動かすのではなく、支持や制御についても行う。患者に聞く内容については； 　→動いたか、止まっていたか 　→どの方向に動いたか 　→どれくらい動いたか（傾斜板にある目盛を指標に事前に決めておいた差異に対して） 　→膝、足関節がどのように運動したか 　→膝と踵との位置関係がどうなっているか 　→患側踵部が、動かさない健側足部に対して、どのあたりにあるか（同位置なら健側の踵部、前方なら健側の内果、前後中央部、MP部、足先部、後方なら患側の内果、前後中央部、MP部） 　→足底の圧はどのように変化したか 　→ガイド中に他の身体部位に変化がなかったか
検証（機能回復をどのように確認するか）	・患者は伸張反応の異常や放散反応を出現させることなく、指示された課題を解決できなければならない。その際、セラピストの介助で行われる運動に適合し、識別するための有意味な情報を構築できなければならない。 ・歩行時の遊脚相で伸張反応の異常や放散反応を出現させることなく、セラピストのガイドにより、足部を前方に移動することができる。また、その時、他の身体部位が必要な位置関係を維持しつつ、リラックスした状態となるようにしなければならない。

14 上肢の訓練①　……（カルロ・ペルフェッティ『認知運動療法』より）

到達機能（リーチング）

使用器具
タブレット・小型パネル

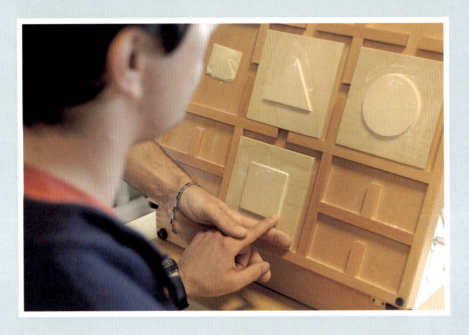

　タブレットと小型パネルを用いることにより、上肢の到達機能（リーチング）に対する第一段階の訓練のすべてを包括して行うことができる。この訓練により患者は上肢の運動から得られる感覚情報に注意を向けるようになる。セラピストは、自動運動を必要とする認知問題を回避しなければならない。発症直後に上肢の自動運動を要求しても患者を落胆させるだけである。この時期には直接的な筋収縮を要求せず、触覚や運動覚情報により認知問題に解答させることが中心となる。また、圧覚や重量覚情報を介した訓練は、かなり治療が進んだ先の段階で行う。

　セラピストは患者の手指を小型パネルに軽く接触させたまま、他動的に伸張反応が出現しないように上肢の各関節をゆっくりと動かす。セラピストは保持する手の位置や握り具合を変えることによって、上肢のすべての関節を同時に動かしたり、あるいは個々の関節の動きを強調しながら、感覚情報の収集を要求する。患者は閉眼し、さまざまな小型パネルの図形や表面構造を識別しなければならない。

身体部位	：グローバル（体幹、肩甲帯、骨盤）
運動の特異的病理	：伸張反応（第一段階）
感覚モダリティ	：運動覚
認知問題	：空間問題（形態）

14 上肢の訓練②

到達機能（リーチング）

使用器具
運動軌道板（円軌道）

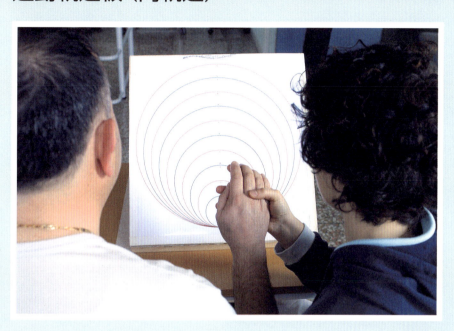

　傾斜角度が調節できる運動軌道板を用いて、肩関節の運動を識別させることができる。たとえば、直径の異なる3つの円のいずれかに指先を接触させたまま他動的に動かす。この場合、セラピストは患者の肩関節以外の関節運動を巻き込まないようにしながら、円の大きさを識別させる。

　この運動軌道板を用いた訓練はタブレットを利用する場合の規範と同じであり、運動軌道上に指先を接触させる方法と接触させない方法とに区別することができる。セラピストは触覚と運動覚のどちらの感覚情報に基づいて円の大きさを識別させるかを事前に決定しておく必要がある。患者の注意は円の直径の距離の差異に向けられる。

身体部位	：セグメンタル（肩）
運動の特異的病理	：伸張反応（第一段階）
感覚モダリティ	：運動覚
認知問題	：空間問題（距離）

14 上肢の訓練③

接近機能（アプローチ）

使用器具
ブリッジ

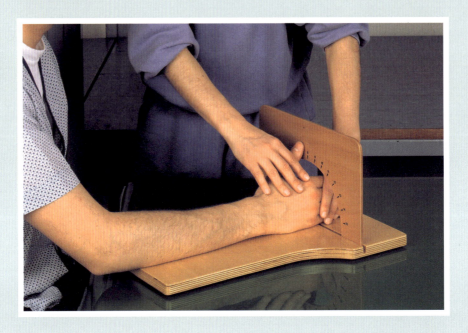

　前腕の回内・回外運動を識別させる場合にはブリッジを用いる。ブリッジには回内・回外運動の角度を示す複数の基準点（目盛）が刻まれており、母指をブリッジの表面に接触させながら触覚と運動覚で照合したり、母指をブリッジに接触させないで運動覚のみで照合させる。この運動においては母指が前腕の運動方向の指標となる。

　患者は閉眼し、テーブル上の基板に取り付けたブリッジの中央部に手を置く。セラピストは、片手で患者の患側の第2指〜第4指を伸展位に保持し、もう一方の手で患者の母指をブリッジに軽く接触させる。次いで、回内方向から回外方向へ前腕を動かし、ある地点で止めて、その位置を目盛の番号で解答させる。回内筋群の筋緊張が高すぎたり感覚障害が強い場合には、基準点の数を減らして対処する。

身体部位	：セグメンタル（前腕）
運動の特異的病理	：伸張反応（第一段階）
感覚モダリティ	：運動覚
認知問題	：空間問題（方向）

14 上肢の訓練④

接近機能（アプローチ）

使用器具
ボーゲン

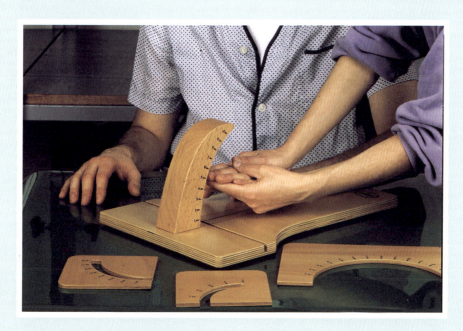

　手関節の背屈・掌屈運動を識別させる場合には、ボーゲンを用いる。ボーゲンにはさまざまな角度の基準点（目盛）が刻まれており、到達すべき位置を正確に把握することができるので、患者にとって訓練の正確なよりどころを得ることができる。

　セラピストは、患者の手指の先端をボーゲンの内側に沿って動かす。この場合、中手指節関節は屈伸させずに手関節をゆっくりと背屈・掌屈させる。患者は閉眼して、その高さを識別しなければならない。

身体部位	：セグメンタル（手首）
運動の特異的病理	：伸張反応（第一段階）
感覚モダリティ	：運動覚
認知問題	：空間問題（距離）

14 上肢の訓練⑤

接近機能（アプローチ）

使用器具
クーポラ・シーツ

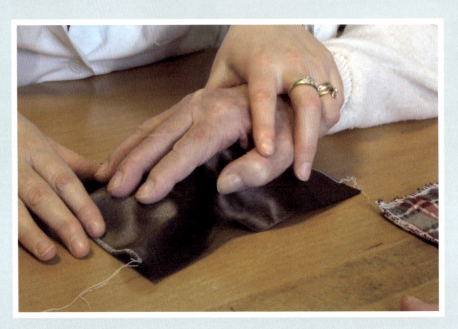

　「シーツの下」と呼ばれる手関節や手指の伸張反応の制御を目的とした訓練である。手の触覚や運動覚の感覚再教育にも有効である。手掌面や手指を予測的に物体の形状に合わせ、手を情報探索表面として自由に使えるようになることが、把持器官としての第一歩である。

　使用器具としては、テーブルの上に複数の半球型のクーポラと滑りやすいシーツ（布）を用意する。複数の半球型のクーポラは円の形状（大きさや高さ）が異なっており、セラピストが1つまたは複数のクーポラを選択し、その上にシーツをかぶせて覆う。

　患者は閉眼しており、セラピストは患者の上肢を他動的に介助してシーツの上に手掌面を接触させ、患者にクーポラの数、大きさ、高さの差異などを感じとるように要求する。それを言語記述させることで、患者がどのように感じとっているのか、何に意識を向けているかがわかる。そのうえで、セラピストは前腕または手背を保持して、手全体がシーツの上を滑るようにガイドする。あるいは、シーツと一緒に手掌面が滑るようにガイドする。クーポラの形状（大きさや高さ）の差異に沿って、手関節や手指の空間的な位置関係が変化してゆく。

　患者は、最初にシーツの上に手掌を置いた時の感じの記憶とセラピストのガイドによって手全体が動いた時の感じを比較しながら、シーツの下にどのようなクーポラが配置されているかを識別しなければならない。

　この訓練によって手関節屈筋や手指屈筋群の伸張反応が制御できるようになれば、患者はテーブルの上に手指をリラックスさせた状態で、手掌を接触させて置くことができるようになる。

身体部位	：グローバル（手関節、手指）
運動の特異的病理	：伸張反応（第一段階）
感覚モダリティ	：運動覚
認知問題	：空間問題（形態）

14 手指の訓練①

把持機能（グラスプ・ピンチ）

使用器具
表面素材

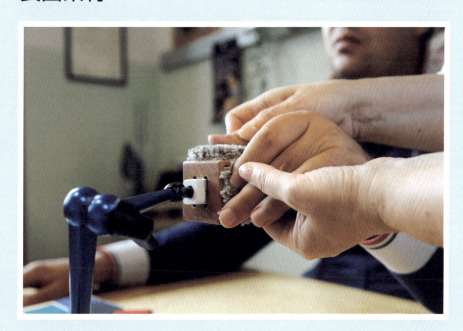

　患者に手の感覚障害が認められる場合には、摩擦抵抗の異なるさまざまな表面素材の生地をテーブルの上や空間内に配置し、セラピストは患者の手腹を接触させた状態で手指を他動的に動かし識別させる。

　また、さまざまな素材の生地や表面が異なる素材でできた小型パネルを用意し、患者の手指は動かさずにセラピストが小型パネルを動かし、患者は閉眼のまま摩擦抵抗の違いから素材を識別する。特に、示指と母指における触覚の再教育は重要である。

身体部位	：セグメンタル（手指）
運動の特異的病理	：伸張反応（第一段階）
感覚モダリティ	：触覚
認知問題	：接触問題（表面素材）

14 手指の訓練②

把持機能（グラスプ・ピンチ）

使用器具
小型の運動軌道板

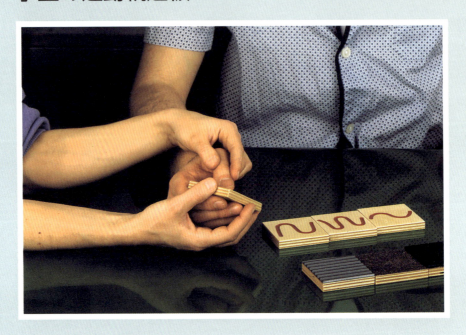

　複数の小型の運動軌道板を利用して、母指の手根中指関節（CMJ）の運動を識別させることができる。母指の手根中指関節は対立運動を行う。対立運動は把持や摘みに不可欠である。

　小型の運動軌道板には、母指の微細な対立運動を合理的に行わせるためのさまざまな造形の軌道がほどこされている。いろいろな高さや平面など変化にとんだ特殊な波状のカーブからなっている。セラピストは、波状のカーブに母指を接触させ、他動的な介助でなぞらせ、閉眼にて識別させる。また、複数の表面素材の異なる小型の触覚板を用いて、母指の指腹で識別させることもできる。これらの訓練は母指の随意運動の喚起に有用である。

身体部位	：セグメンタル（母指）
運動の特異的病理	：伸張反応（第一段階）
感覚モダリティ	：運動覚
認知問題	：空間問題（方向、距離）

14 手指の訓練③

把持機能（グラスプ・ピンチ）

使用器具
三角形の立体板・表面素材

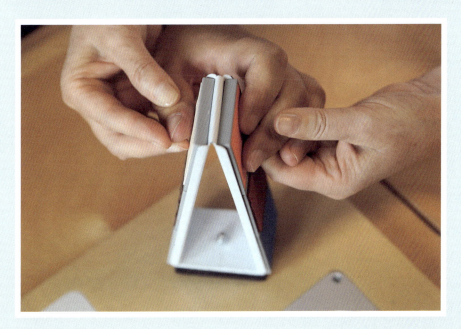

　母指と示指の間に木片をはさみ、その長さを閉眼して識別させることもできるが、この訓練の場合には三角形の立体板を用いて患者に母指と示指の2点によって得られる接触情報に加えて、手指の微妙な筋収縮を求め、それによって得られる運動覚情報と接触情報との組織化を求める。

```
身体部位　　　　：グローバル（母指と手指）
運動の特異的病理：放散反応（第二段階）
感覚モダリティ　：運動覚と触圧覚
認知問題　　　　：空間問題（距離）
```

14 手指の訓練④ ……（カルロ・ペルフェッティ『認知運動療法』より）

操作機能（オペレーション）

使用器具
シーソー・錘

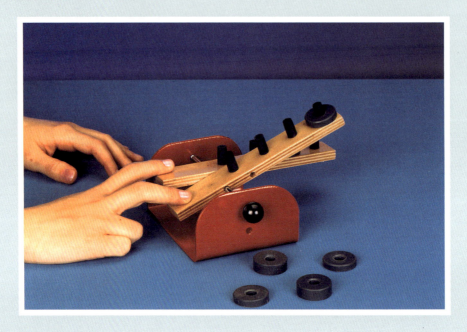

　手指用のシーソーを利用することにより、手指での重量比較や重量平衡の訓練を行うことができる。これは一見すると簡単な訓練のようにみえるが、患者には微妙な筋収縮力の制御が要求される。この訓練により、手内筋と手外筋の協同作用の再教育が行われる。そのためには、中手指節関節において、中手骨方向と指節骨方向の力の反点が形成されなければならない。これを怠ると、訓練の意味はなくなってしまう。

　訓練の進め方として、まず患者はテーブルの前に座って前腕を適当な高さの台の上に置き、手関節を軽度背屈させた状態でシーソーのアームの上に訓練を行う指を載せる。セラピストは、アームの反対側に小さな錘を1つ載せ、どの錘が置かれたのかを患者に質問する。アームは2本あるので、2本の指を同時に訓練してもよい。その際には、2個の錘の重さを比較させる。さらに進んだ段階では、運動連鎖の拡大を試みる。

　さらに、手関節の下に小型の不安定板を挿入し、前腕を同じ高さの台の上に置く。この状態で錘を載せたシーソーのアームを水平に保つ、あるいは少なくともアームを前に倒さないようにさせる。このような訓練では、的確に制御しなければならない要素が多くなり、難易度は非常に高くなる。このため、放散反応が出現したり、無意識のうちにより簡単な代償運動によって運動課題を達成しようとするなどの問題が起こりやすくなる。

身体部位	：グローバル（手指）
運動の特異的病理	：放散反応（第二段階）
感覚モダリティ	：重量覚
認知問題	：接触問題（重量）

14 上肢と手指の訓練⑤

操作機能（オペレーション）

使用器具
運動軌道板・ボールキャスター

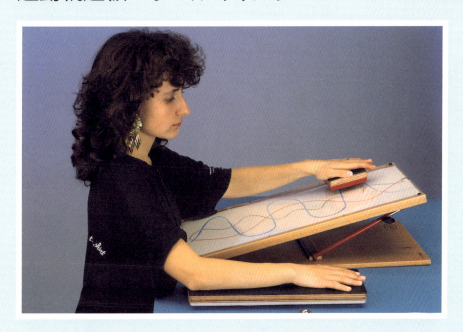

　第三段階の訓練では運動−知覚の相互作用が複雑となり、運動課題の大部分が運動連鎖の形をとる。患者自身が状況を認知しながら自動運動を遂行することが多くなり、セラピストの介入は減少していく。異常な伸張反応と放散反応が大幅に改善させた時点で、原始的運動スキーマの制御を目的に運動連鎖を拡大するための一連の訓練を治療計画の中に盛り込んでいく。そのためには、いくつかの訓練器具を組み合わせて活用する必要がある。

　この訓練では、傾斜プレートのプレキシグラスの下に運動軌道を描いた厚紙を用意し、滑りやすいボールキャスターを取り付けた小型のマグネットベースの上に手掌を載せ、運動軌道の1つを追跡する。ボールキャスターの数を変えることにより摩擦抵抗を調整することが可能である。セラピストの、必要最小限の保持が必要な場合もある。

身体部位	：グローバル（上肢と手指）
運動の特異的病理	：原始的運動スキーマ（第三段階）
感覚モダリティ	：運動覚と圧覚
認知問題	：空間問題（方向と距離）

14 体幹の訓練①

対称機能（正中線）

使用器具
スポンジ

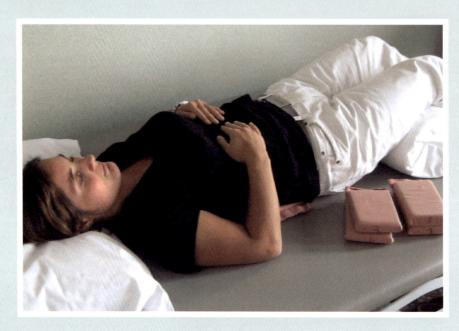

　患者はベッド上で膝関節を屈曲した背臥位をとる。まず、セラピストは肩甲帯（左右の肩関節）と骨盤（左右の坐骨結節）の4箇所の位置関係が長方形を構成しているかどうか質問する。長方形でなければ他動的または自動的に修正する。そのうえで、セラピストは一側の肩甲帯または骨盤を手でゆっくりと持ち上げ、硬さの異なる「スポンジ」を1つ挿入し、降ろす時に肩甲帯または骨盤がスポンジに接触して沈み込んでゆく弾性を感じるように要求する。また、スポンジを複数部位に挿入してもよい。あるいは、厚みの異なる「四辺形の板」を同様の方法で挿入してもよい。そのうえで、スポンジは体幹のどこと接触しているか、スポンジの硬さの識別、圧は1箇所か複数部位か、健側と患側との比較、脊柱からの距離、左右の肩甲帯と骨盤の運動イメージの想起などに意識を向けるよう促す。

　スポンジを挿入する場合は硬さ（圧の差異）を識別させるため「接触問題」となり、四辺形の板を挿入する場合は高さ（距離の差異）を識別させるため「空間問題」となる。

　特に、体幹の対称機能の改善を目的とする体性感覚の左右比較は「正中線（linea mediana）」の想起に重要である。正中線は身体を矢状面で左右に分割する仮想上のラインで自己中心座標の基準点となる。それは主観的な空間基準であるが「自己の中心」に対応している。正中線の想起と再構築によって、片麻痺患者は体幹や四肢の動きを空間内に位置づけることができるようになってゆく。

身体部位	：セグメンタル（肩甲帯、骨盤）
運動の特異的病理	：伸張反応（第一段階）
感覚モダリティ	：圧覚
認知問題	：接触問題（硬さ）

14 体幹の訓練②

垂直機能（腰椎−骨盤リズム）

使用器具
スポンジ・壁

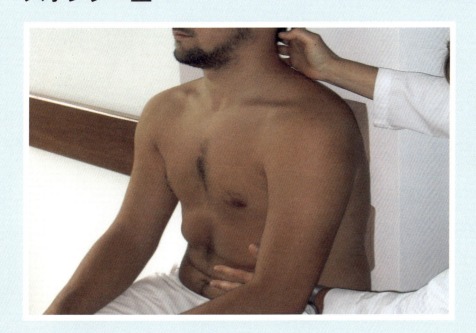

　患者は閉眼し、垂直な壁を背にして座位または立位をとる。互いに直角に立っている2つの壁の側面には健側の肩と骨盤が、後面の壁には両方の肩甲骨が接触している。健側の上肢は下垂させ手はオープンにしておく。これにより手でしがみつくことも、引き寄せることもできず、患者は支持力を地面に垂直に向けることを学び始める。これが可能になるためには、患者は体幹を左右に分割する正中線の方向と座位や立位での重さの変化を認識し、新しい空間関係を組織化しなくてはならない。また、患者は腰椎前弯と骨盤前傾の動きを学習しなければならない（腰椎−骨盤リズム）。それによって座位の垂直機能が改善する。

　セラピストはいろいろな硬さの、しかし厚さは同じ5種類のスポンジを用意する。そして、健側の肩と骨盤、患側の肩と骨盤、左右の肩甲骨の後方、左右の骨盤の後方といった各身体部位と垂直な壁の間にスポンジを介在させ、どの部位にスポンジがあるかを識別させる。

　接触部位の識別が可能であれば、次にスポンジの硬さの違いを識別させる。具体的には、硬さの異なるスポンジを同一部位に介在させ、その圧の違いを識別させる。この識別が可能であれば、体幹各部に圧の異なるスポンジを2つ介在させ、どちらのスポンジが硬いか、あるいは柔らかいかの差異を識別させる。セラピストは、他動的に患者の体幹を壁に向かって軽く押す。患者の注意は、左右間の空間関係および前後の空間関係に向けられなければならない。そのことが、体幹の運動空間に関わる触圧覚情報や運動覚情報を集積することを可能にする。また、患者は、前足部と後足部との間および右足と左足との間の体重変化の比率を変えなければならない。これらの訓練も最初に壁の側面と健側とを接触させ、後には壁の側面と患側とを接触させる。

身体部位	：グローバル（体幹）
運動の特異的病理	：伸張反応（第一段階）
感覚モダリティ	：圧覚
認知問題	：接触問題（硬さ）

14 体幹の訓練③

支持機能（方向づけ）

使用器具
スポンジ・単軸不安定板

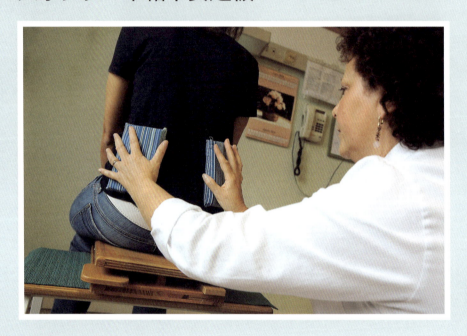

　直立座位には体幹の支持機能の再獲得が必要である。そのためには予測的姿勢制御能力を高めることが前提条件となる。直立座位における予測的姿勢制御とは外乱への「構え」である。あるいは、外乱の方向、速度、強さなどの変化を事前に予測して脊柱を安定化させる体幹筋の活動である。その体幹筋の筋収縮は脊柱の大きな動きを生じさせるようなものではない。たとえば、前後方向や側方から体幹を軽く押す力が加えられても、脊柱の動揺を生じさせない程度のカウンター力の微調節である。また、そのためには外乱の方向に対応した体幹の細分化が不可欠である。

　こうした体幹の予測的姿勢制御能力を高める訓練として、直立座位でスポンジの硬さの識別を求める。セラピストは直立座位を保持させた状態で、体幹の「①前方（胸部）」「②後方（背中、肩甲帯）」「③側方（肩）」「④前後（右胸部と左肩甲帯）」などにスポンジを接触させて圧を加える。スポンジの接触は患者の体幹とセラピストの手の相互作用によってつくりだされる「弾性（＝圧情報）」である。セラピストは手掌でスポンジを全面的に均等にゆっくりと圧することが重要である。局所的に圧すると一部だけが変形して弾性が生じない。そうすると患者はそれを圧情報として感じとれない。また、圧する力が強すぎてもいけない。強すぎるとセラピストの手の圧が伝わる。手の圧はスポンジ固有の弾性ではない。患者は直立座位を保持したままで体幹筋の精緻な筋収縮でスポンジの弾性の差異を識別しなければならない。

　これらのスポンジを使った訓練によって体幹と外部世界との接触における「圧情報の細分化」と直立座位での外乱に対する「予測的姿勢制御」が向上する。最初は安定した座面上での座位で行い、予測的姿勢制御能力が向上すれば左右に傾斜する単軸不安定板上での座位で行う。単軸不安定板の傾斜の識別を要求することもできる。

身体部位	：グローバル（体幹、肩甲帯、骨盤）
運動の特異的病理	：放散反応（第二段階）
感覚モダリティ	：圧覚
認知問題	：接触問題（硬さ）

14 体幹の訓練④

支持機能（方向づけ）

使用器具
側面の壁

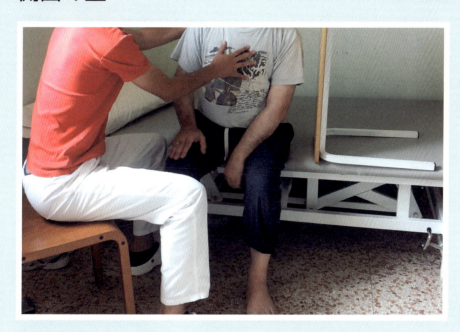

　直立座位での体幹の支持機能が向上したら、セラピストは患者の体幹を他動的に多方向（前後、左右、斜め）にゆっくりと傾斜させ、元の垂直位に戻し、その体幹の動きによる空間認知を要求する。この体幹の動きを介した空間問題のパラメーターには「方向、距離、形態」がある。また、この訓練では体重移動が生じ、体幹の到達機能の準備となる。

　「方向」の空間認知は、セラピストが他動的に体幹を前屈、左右への側屈、回旋などの方向にゆっくりと動かし、ある位置で動きを停止して支持させ、その後に垂直位に戻して「どの方向に動いたか」と問う。方向の差異を示す視覚的な目印を3から5方向に細分化しておく。

　「距離」の空間認知の方法は「方向」の場合と同様だが、患者は距離に意識を向けなければならない。特に、左右への側屈では正中線の認識が重要であるとともに、側方への体重移動が生じて殿部の支持基底面が変化する。したがって、患側の坐骨支持を知覚できなければ距離の知覚は難しい。また、座位での側屈の空間認知には坐骨を自己中心座標とする場合と、側面の壁を物体中心座標とする場合がある。セラピストは、距離の空間認知において、どちらを空間計測の座標軸としているかを患者と確認したうえで距離の空間問題を適用しなければならない。

　また、「方向と距離」を組み合わせた空間認知は、視覚的に3種類の運動軌道を用紙に描いておき、閉眼して他動的に体幹の運動軌道を経験させた後に、どの運動軌道であったかを識別させる。

　「形態」の空間認知は、視覚的にシンプルな複数の図形を用紙に描いておき、他動的に体幹の運動軌道を経験させた後に、どの運動軌道であったかを識別させる。

身体部位	：グローバル（体幹、肩甲帯、骨盤）
運動の特異的病理	：放散反応（第二段階）
感覚モダリティ	：運動覚
認知問題	：接触問題（距離）

14 体幹の訓練⑤

到達機能（リーチング）

使用器具
傾斜プレート・単軸不安定板

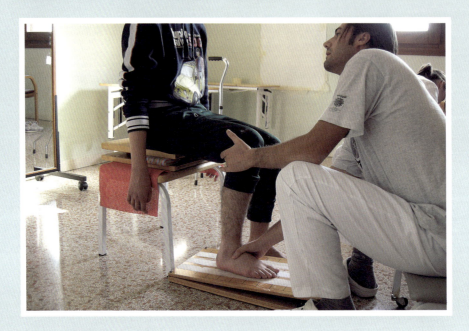

　この訓練は直立座位での体幹、骨盤、患側下肢の細分化を目的とした高度な訓練である。なぜなら、患者には他動的な下肢の運動時の単軸不安定板上での直立座位の保持が求められるからである。

　患者は座位で閉眼し、「単軸不安定板」上での直立座位を保持し、常に骨盤と不安定板の水平性を維持していなければならない。また、両上肢を完全に下垂させておく。

　セラピストは、傾斜プレートを用いて患側下肢の膝関節をゆっくりと屈伸し、踵の位置の識別を求める。体幹、骨盤、上肢、患側下肢の分離した細分化を求める難易度の高い空間問題である。

　こうした空間問題が可能になれば、患者は単軸不安定板上での直立座位を保持したまま、健側上肢や健側下肢をさまざまな方向にリーチングすることができるようになる。体幹と四肢との細分化ができることが、上肢と体幹のリーチングが連動した座位での各種日常生活の前提条件なのである。

身体部位	：グローバル（体幹、骨盤、下肢）
運動の特異的病理	：放散反応（第二段階）
感覚モダリティ	：運動覚
認知問題	：空間問題（方向）

14 下肢の訓練①

歩行の準備

使用器具
五目板・運動軌道板

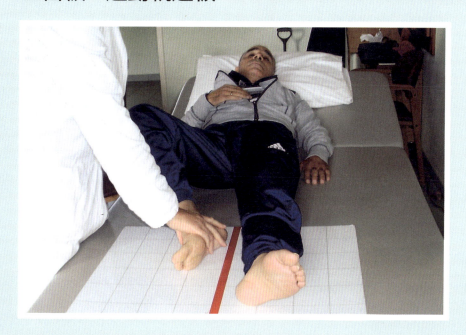

　五目板や運動軌道板を用いることにより、下肢に対する第一段階の訓練を、発症後早期から適用することができる。訓練は閉眼して行うが、これにより患者は下肢から得られる運動覚情報や触覚情報に注意を向けるようになる。セラピストは、さまざまな運動軌道を描くことにより認知問題の複雑性を変化させることができる。

　患者は背臥位をとり、治療用ベッドの上には運動軌道板が用意されている。セラピストは患者の下肢を保持したまま踵を接触させ、ゆっくりと他動的に運動軌道を追跡する。セラピストは保持する位置を変えることによって下肢の複数の関節を同時に動かしたり、あるいは個々の関節の動きを強調しながら認知問題への解答を患者に要求する。

　最初は簡単な図形や直線の運動軌道から始め、徐々に運動軌道の角度変化や曲線に移行しながら複雑化させていく。運動軌道板に踵が接触している場合には触覚と運動覚により、接触させない場合には運動覚により識別させる。患者は、下肢のすべての関節運動の複合である末端の足部で描かれる運動軌道の方向や距離を識別しなければならない。

身体部位	：グローバル（体幹、肩甲帯、骨盤）
運動の特異的病理	：伸張反応（第一段階）
感覚モダリティ	：運動覚
認知問題	：空間問題（方向）

14 下肢の訓練②

歩行の準備

使用器具
傾斜板

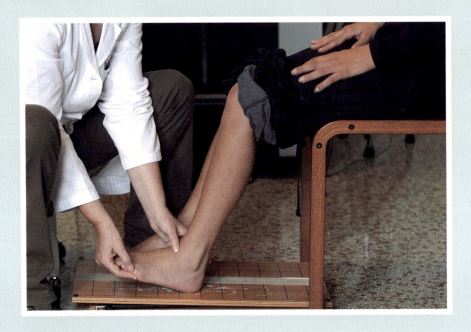

　座位で膝関節の運動を識別させる訓練を実施する場合には、膝の屈伸角度が確認できる直接の目盛のついた平面板を床に用意する。患者は閉眼し、セラピストは足底を平面板に接触させたまま膝関節を他動的に屈伸させ、ある位置で止める。患者は膝の屈曲角度を識別しなければならない。接触させずに行えば足底からの触覚入力はなく、膝関節の運動覚のみでの識別となるが、最初は足底を床や傾斜板に接触させて識別することを強調したほうがよい。なぜなら、膝の屈曲角度が増すにつれて足関節の背屈を同時に伴ってくるからである。この場合、感覚という点では足底からの触覚入力が加わるが、関節運動としては膝関節と足関節との複合した動きとなっている。

　この訓練により、患者は膝関節運動による足底の移動距離を識別できるようになる。その際、足関節の底屈が放散反応として出現することが多く、注意が必要である。セラピストは足底を平面板に接触させたまま一定の速度で膝関節を屈伸させなければならない。また、体幹の前屈や後屈といった放散反応が生じることもある。患者には運動中に下肢の筋を弛緩させなければならないことを伝え、足底と床との接触部の移動距離に注意を集中させる。

身体部位	：セグメンタル（膝）
運動の特異的病理	：伸張反応（第一段階）
感覚モダリティ	：運動覚
認知問題	：空間課題（距離）

14 下肢の訓練③

歩行の準備

使用器具
シーソー・スポンジ

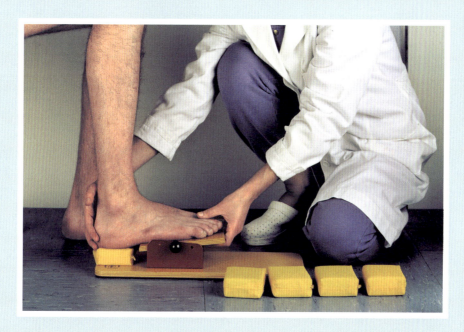

　シーソーとスポンジを利用して、立位における足関節の背屈運動に伴う踵の圧覚による識別を目的とした訓練へと進めることができる。特に、足関節の運動について重要な点は、前足部が上方向へ挙がり踵が下方へ下がるという、運動学的には同一の運動も、中枢神経系にとっては意味が異なることである。空中に足部を浮かせた状態での随意的な足関節背屈運動と、床に踵を接触させた状態での随意的な足関節背屈運動では、同じ前脛骨筋の収縮でも活動する運動単位が異なる。したがって、立位に移行するには床面に対して踵を正しく接触させることの重要性を加味した訓練が重要となる。

　この訓練は座位で閉眼して行う。シーソーの上に前足部を載せ、踵の下に硬さの異なるスポンジを床との間に介在させ、セラピストが他動的に足関節を背屈しスポンジの硬さを識別させるとよい。患者はスポンジの抵抗に応じて踵への圧力を識別しなければならない。また、こうした訓練を立位でも実施することにより、患者は踵を床面に正しく接触させることを学習していく。

　立位で実施する場合には体重を健側下肢で支持し、患側下肢の足底をシーソーのプレートに載せる。プレートは足部の2/3がその上に載り、踵はプレートに触れないようにする。セラピストは、患側下肢に軽く体重を負荷しつつ踵を下方に落とし、踵の下に置かれたスポンジの硬さを識別させる。訓練中、セラピストは体幹の代償運動に気をつけ、必要に応じて立位の介助を加えなければならない。さらに、逆の使い方もできる。すなわち、シーソーの置き方を逆にし、前足部を下げて物体の高さや硬さを識別させる方法である。これらの識別を正しく行うためには、3つある足のアーチの過緊張を完全に緩和させておかなくてはならない。

身体部位	：セグメンタル（足）
運動の特異的病理	：伸張反応（第一段階）
感覚モダリティ	：圧覚
認知問題	：接触課題（硬さ）

14 下肢の訓練④

歩行の準備

使用器具
単軸不安定板

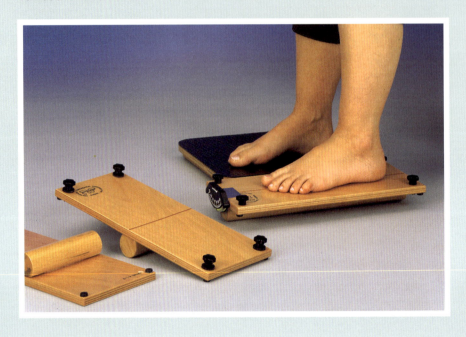

　下肢に対する第二段階の訓練は、第一段階の訓練を実施することで異常な伸張反応がすでに大幅に改善されており、簡単な運動課題を与え、筋収縮を要求しても放散反応の出現を制御できつつある状態になっていることが確認できている場合である。筋収縮は感覚情報を収集するための手段に位置づけられる。患者は触覚、圧覚、運動覚など、さまざまな感覚情報を利用して下肢のおかれている状況を読み取り、それに筋収縮を適応させていく。

　この訓練では、下肢の各関節を90°に保持できる高さの椅子に座位をとらせ、単軸不安定板の上に患者の足部を載せる。最初の認知課題は、患者が不安定位を水平に保つことである。前後方向に傾斜する不安定板の場合は足関節の背屈・底屈運動の制御が、左右方向に傾斜する場合は距骨下関節の内反・外反運動の制御が求められる。傾斜角度は傾斜計で確認することができる。これらの訓練は水平な床面に対する前脛骨筋と下腿三頭筋の正しい筋収縮力関係を得ることに意義がある。

　この訓練は平行棒内立位でも実施する。患者は健側下肢に全体重を負荷した状態で患側下肢を単軸不安定板の上に載せる。健側下肢は訓練時の下肢の高さを調整するために単軸不安定板と同じ高さの足台か体重計の上に載せておく。認知問題は座位と同様で、患者が不安定板を水平に保つことである。これができるようになれば、徐々に患側下肢に体重を負荷して難易度を高めていく。患側への体重負荷は最大で体重の1/2程度まででよい。訓練は基本的に閉眼して行い、セラピストは患者が体幹を前屈しないよう直立姿勢を指導する。

身体部位	：セグメンタル（足）
運動の特異的病理	：放散反応（第二段階）
感覚モダリティ	：運動覚
認知問題	：空間課題（方向）

14 下肢の訓練⑤

歩行の準備

使用器具
単軸不安定板・錘ホルダー

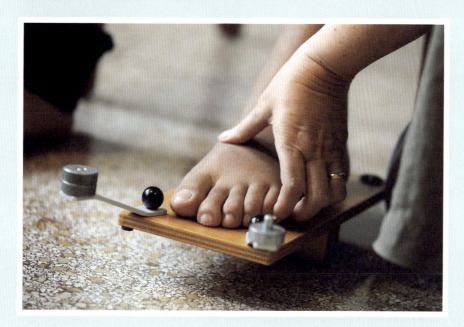

　患者が座位で単軸不安定板を水平に制御する能力が確実になれば、錘ホルダーをつけた第二段階の訓練を開始する。まず、錘ホルダーをつけた状態で単軸不安定板を水平に保持させる。それが十分に可能であれば、どの位置に錘をつけているかを識別させる。ついで錘の重さを識別させ、最終的には各方向に同時に複数の錘をつけ、その差異を識別させる。

　健側下肢は足台や体重計の上に載せ患側下肢の高さとそろえておく。また、かなり重量のある錘を一定の位置に取り付けて単軸不安定板を水平に保持している最中に、軽量な錘を他の位置に負荷して、その重さを識別させるといった高度な訓練も行うことができる。たとえば、単軸不安定板の前方に非常に重い錘を取り付けておき、後方に負荷した軽い錘の重量を識別させるといった方法である。患者は圧（加圧・減圧）との相互関係を認識しながら単軸不安定板の水平バランスを保たなければならない。

　この訓練は前後、左右、斜め方向に傾斜する多軸不安定板を使ってもできる。また、平行棒内立位で行うことができる。なお、患側下肢への体重負荷と結び付けて単軸不安定板や多軸不安定板の水平性を保つといった複雑な訓練は第三段階で行う。

身体部位	：セグメンタル（足部）
運動の特異的病理	：放散反応（第二段階）
感覚モダリティ	：重量覚
認知問題	：接触問題（重量）

14 下肢の訓練⑥

立位姿勢

使用器具 スポンジ

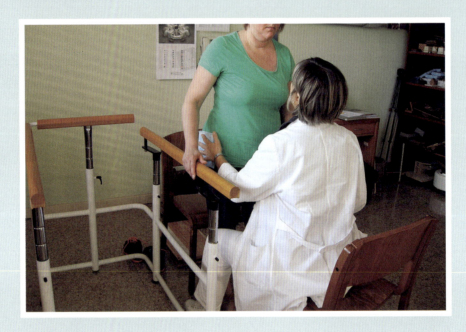

　片麻痺患者の立位は前屈姿勢をとりやすく直立位でないことが多い。立位では健側と患側ともに「足関節（踵）－膝関節－股関節－肩関節」のアライメント（空間位置の配列）での縦の垂直位を維持させる。また、片麻痺患者は立位で上肢が屈筋優位となり、健側下肢に体重荷重して患側の骨盤が下降した立位をとることが多い。そのため左右の肩関節の水平性の維持と左右の骨盤（左右の上前腸骨棘）の水平性の維持を強調する。

　こうした立位姿勢を改善するための訓練として、平行棒支持での立位で左右の骨盤の側方にスポンジを接触させ、硬さを識別させる方法がある。セラピストは、患者の前方から立位姿勢のアライメントを観察しながら、スポンジを外側から圧してゆく。

　スポンジの接触は一側のみの場合と両側からの場合とがある。また、患者は立位の直立性を維持するのみでよい。つまり、受動的にスポンジの弾性を感じとるのみでよい。患者が患側に体重負荷できるようになり、スポンジの圧力と足底の微小な重心移動とを関係づけることができるようになれば、能動的に骨盤を側方移動させてスポンジの弾性を感じとらせる。いずれの場合も、下肢、骨盤、体幹を巻き込んだ身体の細分化が要求されるが、その動きはダイナミックではなく、いわば直立位を維持した巧緻的な骨盤運動による圧の知覚探索である。

身体部位	：グローバル（下肢、骨盤、体幹）
運動の特異的病理	：放散反応（第二段階）
感覚モダリティ	：圧覚
認知問題	：接触問題（硬さ）

14 下肢の訓練⑦

推進機能（踏み切り期）

使用器具
クーポラ・スポンジ

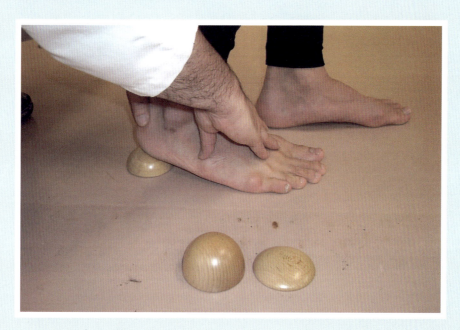

　歩行の推進機能（踏み切り期）の改善を目的として、複数のクーポラを利用した訓練を実施することができる。上肢は平行棒を持ち、体幹は直立位、体重は健側に荷重しておく。セラピストは患者の足部を持ち、患者は踵を挙げるためにゆっくりと股関節と膝関節を軽度屈曲し、足部のMP関節を伸展させる。そして、セラピストはクーポラと踵を接触させ、その高さの差異を識別させる。患者はハムストリングスや下腿三頭筋に異常な伸張反応が出現しないように、また放散反応による股関節外旋のウィップや足内反が出現しないように制御しなければならない。クーポラから踵が離れる時、足部のMP関節の伸展に伴い、荷重が前足部に移動する。

　下腿三頭筋の異常な伸張反応が出現しなければ、患側の足部をより後方に移動させて行うことが可能になる。それに伴って足部のMP関節の伸展角度が増し、正常な踏み切り期の状態となってゆく。

　この訓練では、同様の方法でクーポラをスポンジに替えて圧を識別させることができる。また、踏み切り期の足部は前足部支持のための体幹や骨盤の左右の不安定性が生じやすい。その際は踏み切り期を保持させた状態で骨盤の側方にスポンジを当て、左右の重心移動で圧を識別させる。

```
身体部位　　　　：セグメンタル（足関節）
運動の特異的病理：伸張反応（第一段階）
感覚モダリティ　：運動覚
認知問題　　　　：空間問題（距離）
```

14 下肢の訓練⑧

到達機能（遊脚期）

使用器具
単軸不安定板・ローラーボックス

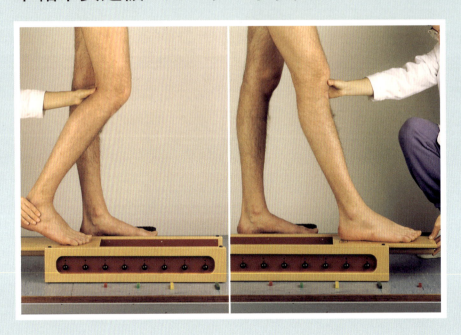

　歩行の到達機能（遊脚期）の改善を目的として、左右に傾斜する単軸不安定板とローラーボックスを組み合わせた訓練を実施することができる。患者は立位をとり、単軸不安定板の水平性を維持したままローラーボックス上で前後に滑らせる。最初はセラピストが他動的に介助するが（第一段階）、徐々に自動介助運動（第二段階）や自動運動（第三段階）へと進めてゆく。

　この訓練では足関節の内外運動の識別が重要だが、その際に単軸不安定板にかける足圧には3つの特性が観察される。第1の遊脚初期では前足部にかかる圧によって単軸不安定板の水平性が維持されている。第2の遊脚中期では圧の垂直成分は最小限にまで低減されており、患者の課題は単軸不安定板を前方に水平に滑らせることであり、その際にはローラーボックスの摩擦は非常に小さくなっている。第3の遊脚後期になると、単軸不安定板はローラーボックスの先端をオーバーし、単軸不安定の水平性が主に踵にかかる圧によって維持されるようになる。

　患者は、単軸不安定板の水平性を常に維持して左右に傾かないように、足底にかかる圧を調節して内反・外反運動を避けなければならない。また、単軸不安定板に錘ホルダーを取り付けることにより難易度を調節することができる。さらに、ローラーボックスを裏返すことにより、回転軸の位置を変えたり、側壁のガードに単軸不安定板を接触させた状態で難易度を低くして行うことができる。

　この訓練は患側の運動能力を動的に使用する複雑な課題であり、股関節や膝関節の制御が必要である。足部の放散反応の出現に注意を払うとともに、体幹や骨盤の代償運動にも目を向けなければならない。

身体部位	：セグメンタル（足部）
運動の特異的病理	：放散反応（第二段階）
感覚モダリティ	：運動覚、圧覚
認知問題	：空間問題（距離）

14 下肢の訓練⑨

緩衝機能（踵接地期）

使用器具
スポンジ・シーソー

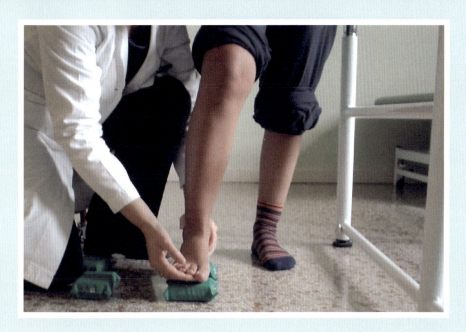

　歩行の緩衝機能（踵接地期）の改善を目的として、立位における足関節の背屈運動に伴う踵の圧覚による識別を求める訓練へと進めることができる。使用器具としては、硬さの異なる複数のスポンジを用いる。また、前後に傾斜するシーソーの上に足部を置いて行うこともできる。

　足関節の運動について重要な点は、前足部が上方へ挙がり踵が下方へ下がるという運動学的には同一の運動も、中枢神経系にとっては意味が異なることである。空中に足部を浮かせた状態での随意的な足関節背屈運動と、床に踵を接触させた状態での随意的な足関節背屈運動では、同じ前脛骨筋の収縮でも活動する運動単位が異なるという報告がなされている。また、下腿三頭筋の過緊張は踵接地を阻害する。したがって、立位に移行するには床面に対して踵を正しく接触させることの重要性を加味した訓練が重要となる。

　この訓練では、踏み切り期に位置している患側の足部を、セラピストが他動的に介助して前方の踵接地期の位置に運ぶ。足部を後方から前方に運ぶことは遊脚期のクリアランスを介助することであるが、足関節は背屈0度とし、無理な他動的な背屈運動は行わない。前方の床の上には硬さの異なるスポンジが2個置かれており、セラピストが他動的に足部を誘導してスポンジに接地させる。患者はスポンジの抵抗に応じて踵への圧力を識別しなければならない。また、後足部と前足部の圧の差異を識別しなければならない。さらに、膝関節屈筋（ハムストリングス）、足指、足底アーチなどの過緊張を完全に緩和させなければならない。こうした訓練を立位で実施することにより、患者は踵を床面に正しく接触させることを学習してゆく。

身体部位	：セグメンタル（足底）
運動の特異的病理	：伸張反応（第一段階）
感覚モダリティ	：圧覚
認知問題	：接触問題（硬さ）

14 下肢の訓練⑩

支持機能（立脚中期）

使用器具
円形のバネ付き多軸不安定板

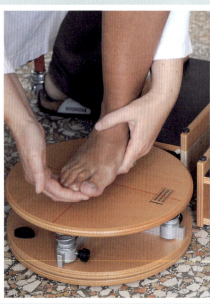
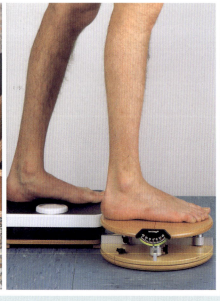

　歩行の支持機能（立脚期）の改善を目的として、円形のバネ付き多軸不安定板を用いた立位における体重移動の訓練を行う。患者にとっては、移動した体重の大きさのみでなく、体重移動に関するさまざまな指標が情報として意味をもつ。これまでの訓練では主に触覚と運動覚に注意を集中していたが、この訓練において、患者は足底にかかる圧や抵抗を感じるべきである。セラピストは、足部を調節している筋収縮状態を多軸不安定板の傾斜角度の様子から知ることができる。なぜなら、放散反応や伸展共同運動の影響（足部の底屈や内反）が出現すると、それに呼応して前方や側方に傾くからである。中心軸を利用して、体重移動を行わせる前、あるいは最中に、いくつかの認知問題を工夫することができる。すなわち、足底のどの位置に中心軸がきているか、また、どの位置や方向のバネの抵抗が強いかなどを識別させることが重要である。

　円形のバネ付き多軸不安定板を前方に位置させて患側の足部を載せる場合、健側の足部は体重計の上に載せて左右の高さは合わせておく。訓練方法としては、健側下肢の踵をゆっくりと持ち上げつつ、患側下肢の足部に体重移動させる。バネ付き多軸不安定を水平保持するにはバネの反力と筋出力の一致が不可欠であり、患側下肢には足関節運動の方向性と筋出力強度の調節が同時に求められるため、その運動を制御する健側下肢の難易度は著しく増してくる。患者の能力に応じて、バネ付き多軸不安定板を前方に位置させて健側の足部を載せて行うこともできる。

身体部位	：セグメンタル（足部）
運動の特異的病理	：放散反応（第二段階）
感覚モダリティ	：圧覚、筋感覚
認知問題	：接触問題（重量）

14 歩行の訓練

歩行再教育

訓練の実際

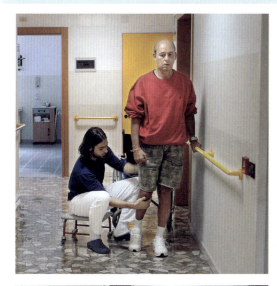

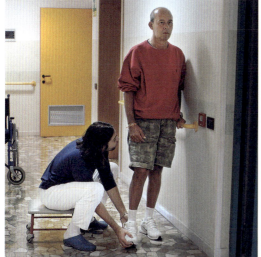

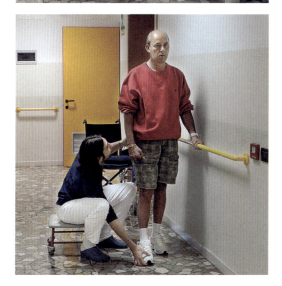

　片麻痺患者の歩行は、セラピストの適切な言語教示によって、どこの身体部位に意識を向けるのか、どのような認知過程を活性化するのかの指示を与えながら、患者自身が運動の特異的病理を制御できる範囲で介助して行う。

　特に、体幹の垂直性の維持、上肢の肘関節と手指の屈曲の制御、過度な骨盤の挙上の制御、股関節と膝関節と足部の空間的な位置関係、足底と地面の特性（水平性、硬度、体重移動）などに注意を払う必要がある。また、患側下肢への体重負荷量は伸張反応の異常、放散反応、原始的運動スキーマを制御して歩行できる範囲に留める。患者の歩行制御能力に応じた、セラピストの適切な介助技術が問われる局面である。ゆっくりと小さな歩幅での正常歩行パターンを指導し、片麻痺に特有な分廻し歩行から脱却するよう指導する。

　どこに歩くかは視覚が、どのように歩くかは体性感覚が決めている。歩行の訓練が歩行再教育であるためには、セラピストはどのように歩くかを教育し、患者はどのように歩くかを学習しなければならない。

15 行為間比較
すべての行為は、行為する主体の歴史の一部である

認知とは、体験され、身体化され、具体化され、文脈内に置かれたものでなくてはならない
………フランシスコ・バレラ

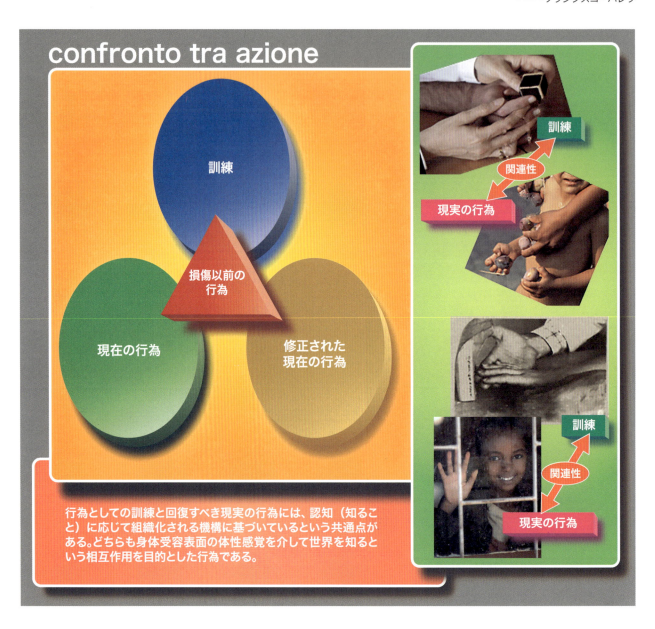

行為としての訓練と回復すべき現実の行為には、認知（知ること）に応じて組織化される機構に基づいているという共通点がある。どちらも身体受容表面の体性感覚を介して世界を知るという相互作用を目的とした行為である。

①行為とは「意図の想起から結果の確認まで」である。したがって、訓練も、回復すべき日常生活における行為もどちらも行為である。そこには認知（知ること）に応じて組織化される機構に基づいている、という共通点がある。どちらも「情報の受容表面としての身体」の体性感覚を介して世界を知るという相互作用を目的とした行為である。訓練も一連の身体部位の移動から成り立っている。身体部位の移動は筋収縮によって行われるが、筋収縮はあくまで一連の行為の鎖の最後の輪である。この身体部位の移動は、行為する主体であるシステムにとって、その時点において特定の意味をもつ情報を構築することを目的として遂行される。

②2つの行為（訓練と日常生活における行為）に共通するのは構造だけではない。どちらも患者にとっての体験であるという点が共通している。それは相互作用を行う現実に対してどのような意味を付与するかということと

緊密に結びついている。したがって、2つの行為はある一つの「世界」を構築する必要があるという点でも共通している。行為には現実に意味を与えるという目的があり、それを実現するためには一つの世界を構築することが必要なのである。

③訓練をするセラピストの課題は、筋収縮を生じさせることだけではない。運動の文脈に有効な認知過程や心的作業を活性化させることだけでもない。もっと高位にある統合ユニット、つまり「世界」を活性化させることにある。それが現実との相互作用に意味を与える。それによって、その時点でシステムにとって有意味な情報を構築することが可能になる。

④行為としての訓練の目的は、患者に現実（多くの場合、訓練器具がその役割を担う）との相互作用を行ってもらうことだけではない。訓練と密接に関連している日常生活における行為の改善を引き出すことが目的である。セラピストがある一定数の日常生活における行為について、計画的にプログラムした改善を引き出すことが目的である。したがって、訓練は世界を構築し相互作用に意味を与える状況を設定するだけではなく、損傷によって変質した世界を再構築する助けとなる要素を含んだものでなくてはならない。

⑤訓練で構築された世界が回復にとって意味のあるものになるためには、回復すべき行為の世界とのある一定の関係をつくりだせるようなものでなければならない。そこで、現実世界と訓練との関係という問題を解決するためには、訓練の世界と回復すべき日常生活における行為の世界との間にある関係を分析していくことが必要になる。セラピストの課題は、こうした関係を設定していくこと、また患者がそれを探していくように指導することにある。

⑥したがって、認知神経リハビリテーションにおけるセラピストの課題は今までとは違ったもの、より複合的なものになってくる。患者と適切な対話を行い、患者が訓練と日常生活における行為との間にある差異と類似の中から、めざす改善を達成するために有益な差異と類似をみつけていけるように指導していくことが必要になる。

⑦訓練も日常生活における行為も経験である。探していく差異や類似には、患者の生きた経験に関わるものも含まれるべきである。訓練の経験と行為の経験（損傷以前の経験、運動イメージの活用も可能）との比較においては、第一人称での分析も必要になる。この分析はセラピストの指導のもとに患者自身が行うわけだが、認知的な側面のみでなく、感覚的な側面あるいは現象学的な側面を含んだものでなければならない。

⑧「行為間比較（confronto tra azione: CTE ＝訓練と日常生活における行為の比較）」を、第一人称のモダリティでも行うということを、訓練の中に取り込むべきである。2つの経験の比較をするように患者を指導していくことは、訓練の効率的な遂行のためだけでなく、訓練の有効性を確認したり、治療方略の展開を選択していくうえでも大変重要だからである。

⑨訓練と日常生活における行為という2つの行為のどちらも、理論的には分析の可能性が無限にある。理論的に考えれば、比較の対象となる要素の数は無限にある。しかし、そのどれもが回復という目的から考えた場合には、同じように有益だというわけではない。

⑩このような仮説に立つと、セラピストの役割は訓練の遂行で終わりということにはならない。運動の遂行に改善がみられたかどうかの観察で終わりということにもならない。セラピストの役割は、訓練と日常生活における行為との間にある関係の中から回復にとって最も有効なものを構築していけるように訓練を組み立て、患者を行為の回復へと導いてゆくことである。

訓練から行為への橋渡し

　今ここで強調しているのは、訓練から現実の行為への橋渡しをどうやっていけばよいのかということである。今回の提言はあくまでも仮説である。私たちは、訓練と日常生活における行為との間にある「回復に有意味な関係」を理解していくためには、この2つの状況の比較が必要だと想定している。そして、この比較は第一人称の視点からも行うことが必要であると考えている。

　この研究プロジェクトに納得してもらえるなら、ぜひこの仮説を私たちと一緒に検証していってほしい。実際に何をしていけばよいのだろうか？　その手順について提案する。

　a. まず、認知神経リハビリテーションにおける訓練を一つ選ぶ。セラピストは、患者の状況についての知識や神経生理学の知識、病理についての知識やその病理の進み方についての知識を基礎に、患者に提言する訓練を選んでいるはずである。そのうちの訓練を一つ選ぶ。

　b. 次に、その訓練を患者に提示することによって改善しようとしている日常生活の行為を具体的に書き出す。訓練を遂行することでどのような日常生活における行為に改善をもたらしたいと考えているのかを書き出す。

　c. そうした日常生活における行為の中から一つを選ぶ。訓練を提示することで最も改善しやすいと考える日常生活における行為が良いだろう。患者はまだその日常生活における行為を一人で正しく遂行することはできない。そこで、その日常生活における行為の運動イメージを想起することを要求する。言語教示など、有意味な運動イメージを想起させるのに使うセラピストの教育的な介入方法を活用しながら、患者に運動イメージを想起してもらう。ここまでの治療で、患者は行為としての訓練を行うとともに、その訓練で改善しようとしている日常生活における行為の運動イメージを想起してもらったことになる。

　d. 患者に2つの行為の比較を要求する。比較をするということは差異と類似を探してもらうということである。「訓練をしている時に感覚レベルで感じたこと、情動レベルで感じたこと、認知したことと、日常生活における行為をイメージした時に感じたこと、考えたことの間に何か共通点はありますか（類似）？　どこが違いますか（差異）？」と質問する。当然ながら患者との対話の役割はとても重要となる。そして、セラピストが患者の選択を導いていくことが必要となる。ここが実は最も難しい部分である。2つの状況に何が共通しているかと漠然と聞くだけではいけない。2つの状況で何を同じように感じ、何を同じように考えたかと聞くだけでも不十分である。患者は認知神経リハビリテーションの観点からして有意味な方向に選択を向けていくことが一人ではできない。計画したリハビリテーション（行為の回復の可能性）にとって有益だと考えるものに関しての比較をするように患者を導いていくのが、セラピストの課題なのである。

　………（2010年、マスターコースにおけるカルロ・ペルフェッティの講義「現実の教授法」より）

訓練の実際

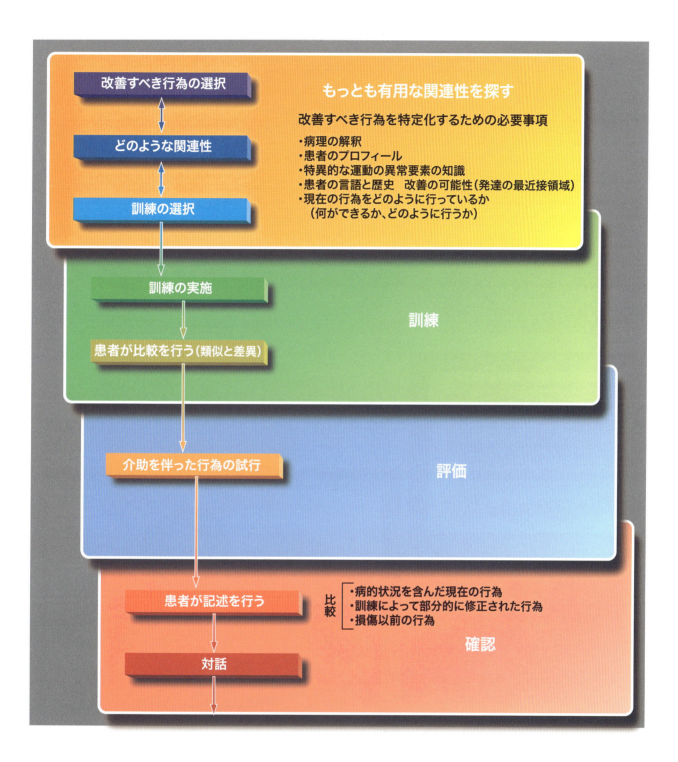

16 多感覚統合
人間の行為空間を再構築してゆく

身体と精神が一体となって"認知するという行為"が出現する

「多感覚統合 (integrazione multisensoriale)」は単に複数の感覚の足し算ではない。多感覚統合の神経機構は、本人の意図がどこにあるのかということで変わってくる。入ってくるさまざまな感覚モダリティの中で、その時点の私の意図あるいは志向性によって、ある感覚モダリティは優位となり興奮性を増加させ、他の感覚モダリティは抑制されている。また、さまざまな感覚を統合しながら何か特別な情動が生じており、それは過去の経験の記憶とつながりをもって価値づけられている。さらに、その記憶の中から現在、そして未来に繋がっていく可能性もある。たとえば、ある花の香りを嗅いでいる時、ある人がこの花の香りが好きだったからこの花を包んで持っていてあげようといった行為に繋がるのかもしれない。つまり、こういった統合が行われているために、行為がはっきりと個人に体験された生きた行為となり身体化される。「身体化」とは、記憶や注意、知覚といったものが身体を介して、あるいは身体という場をもって知るという行為を行っている。すなわち、身体と精神が一体となって認知するという行為が出現することを意味している。そして、この行っている表象がストーリー性をもった、つまり歴史性をもっているために、その行為を行うことで過去の記憶が呼び出されると同時に今行って

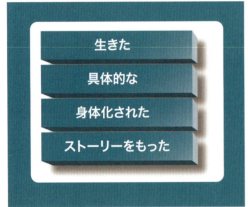

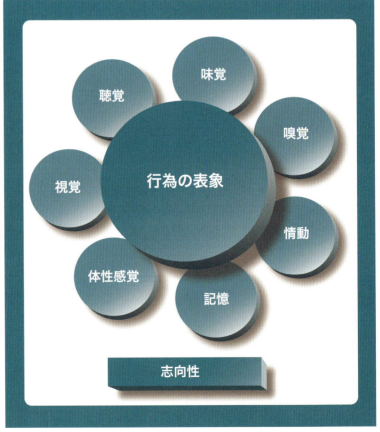

いる知覚が記憶となり、また将来の記憶に影響を与えていく。このような情動を伴った行為を想起することで、過去の経験と、訓練における行為との間に関連性を探っていくことができ、それが改善を引き出す可能性がある。

　現実との関係を再構築するためには行為としての訓練が提示されなければならないが、その場合の訓練は、現状の病理を含んだ行為と損傷前の行為が強い結びつきをもっていることが重要になる。そして、それらを比較していくといった試みを続けていく中で、今まで以上に多感覚統合の重要性がみえてきた。患者が行う行為の表象、つまり患者が私たちに話してくれる内容には、体性感覚情報、視覚情報、聴覚情報、嗅覚情報あるいは味覚、記憶であるとか注意、情動など非常にさまざまな感覚の要素や環境・状況の情報が含まれている。

　つまり、現実との関係が知覚内容と訓練に新しい意味をもたらすことになると言える。そのためには、訓練の中で多感覚統合を取り込んでいく必要がある。私たちの訓練は、患者の多感覚を統合するという能力をもう一度構築していけるように向けられたものである必要がある。

　多感覚統合は「システム」にとって重要であり、それによって可変性のある現実の表象が可能となる。そして、主体の意図によって複数の目的のために世界との相互関係がとられることを可能とする。そして、多感覚統合を行うことによって一つの複合性をつくることができる。

「複合性」とは、アノーキンの「行為受納器」のように、単一の感覚を単純に合計するわけではなく、その総和を創発させることを意味しており、その創発された統合内容は常に情動を伴っている。また多感覚統合は、精神と身体との統一性もしくは世界の一貫性を構築するためにも必要である。このような多感覚統合がうまくできないということが原因で、さまざまな病理を含んだ行為が出現している可能性がある。

　多感覚の統合に理想的な条件は、3つの要素で成り立っている。適切に統合するためには、まず情報間の時間・空間的な近接が必要となる。次に主体の意図がなくてはならない。これによって情報の優先順位を決め、必要なものは強調され、不必要なものは抑制される。そして、さまざまな弱い刺激を統合していくことで多感覚統合が行われる。ある一つの感覚モダリティの刺激が弱い場合、それを増強させるためには、別の感覚モダリティと統合させなければならず、この統合によって得られる応答というのは、弱い刺激の代数的な和よりも大きなものになる。

　こうした行為間比較における多感覚統合を考慮した観察と訓練によって人間の行為空間を再構築してゆくことが、認知神経リハビリテーションを展開していくうえでの今後のテーマとなる。

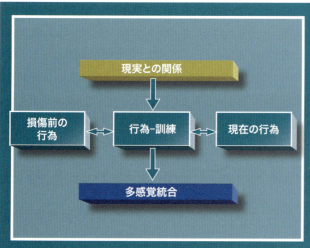

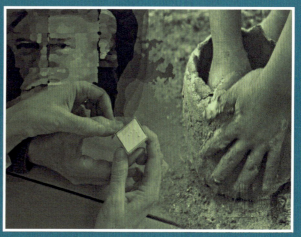

認知運動療法の原理

　運動機能再教育は、複雑な筋収縮や関節可動域の回復を自然回復以上に促進することを主な目的としてきた。したがって、その作業は、筋力増強や反射の誘発、また短縮した筋の伸張がその中心となっていたと言ってよい。一方、運動の異常と認知の異常との関連については、なおざりにされるか両者をまったく別のものとして考える傾向があった。

　しかし、最近では、多くのリハビリテーション専門家が新しいリハビリテーション治療の概念を構築するために、筋力増強系の理論あるいは神経運動学の理論といった一般的な方略では解決できなかった問題に対処する必要性を、また神経運動学と運動心理学とを分けて考えることの困難性を唱えるようになってきた。

認知理論に基づく運動療法

　そのためには、リハビリテーションに関わる「認知理論」を構築し、運動を認知的な要素と密接に関連したものとして捉えていく試みが重要になる。また、運動を環境に対する働きかけという点から捉えるのであれば、その再教育は、単に一連の筋収縮を活性化させそれを動作において活用することを目的とするものとはならないはずである。リハビリテーション専門家は、さまざまな運動機能の異常を治療するにあたり、おのおのの運動機能に特有な認知過程の回復を目指さなければならない。

　近年になって、認知過程(知覚、注意、記憶、判断、言語)に注目したリハビリテーション理論の構築が図られてきた[1]。この認知理論では、認知過程を回復の対象要素とするばかりでなく、回復を促す要素そのものとして捉えている。認知運動療法と呼ばれるこの認知理論に基づいた治療体系においては、回復の量的・質的なレベルは、認知過程のタイプとその活性化のあり方によって規定されると考えられている。このことは、自然回復においても治療により導き出された回復においても同様である。

　運動療法に認知という用語を用いるのは、患者の評価方法、予後予測の基準、治療の組織化とその実践に至るまで、リハビリテーション専門家が認知過程の基礎学問である神経科学の成果を常に踏まえていく必要があることを強調したいからである。

　認知は生物学的現象として捉えられるべきである。少なくともリハビリテーションの分野ではその立場から研究が行われる必要があろう。なぜなら、「我々の中枢神経系におけるあらゆる生物学的変化は、我々の認知能力を改変する」[2](Maturana 1990)のと同様に、すべての新しい認知や学習は中枢神経系に変化を及ぼすからである。

　ここで、Kaasら(1991)による研究を思い出していただきたい。手の第2指を受容表面として使いバイブレーターの振動数の識別を学習した動物では、実験終了後、大脳皮質の第一次感覚野において第2指の再現面積が増大していることが確認されている[3]。

　認知とは、ヒトが環境世界との関係を構築していく過程である。環境世界との相互作用に関わる情報を処理し、その経験を蓄積し、それを他の場面で活用し、そのことで次の相互作用の特性を変化させて、あらゆる環境をコミュニケーションの対象としていくものなのである。認知過程の活性化こそがヒトが環境世界との相互作用を構築しそれを知るための基本であり、この能力はより完全なものに高めていくことができるという仮説である。

　これが健康な状態においては「学習」となり、病的状態においては「回復」となる。つまり、回復も学習の一形態、言うなれば「病的状態における学習」と考えることができる。運動は「ヒトが環境世界と相互作用を行う手段」として捉えられるが、この手段の洗練度は主体がもつ神経系の組織化能力の質に左右される。

　このように考える時、「運動障害」とは、損傷の結果、世界との相互作用に必要な複数の感覚モダリティを組織

化する能力が限定されたシステムの異常とみなすことができる。また、この視点において、身体は情報の受容表面として捉えられる。身体を細分化することにより、それぞれの状況に必要な情報が中枢神経系に供給され、環境世界の認知あるいは意味づけが行われるのである。

認知理論に基づくリハビリテーション戦略を実行するためには、患者に対して筋収縮の結果や関節が動いた方向に注意を促すだけでは十分ではない。運動を言語で教示したり、治療やその他の場面で行ったことのある運動を想起させるために記憶を使えばよいというものでもない。

運動療法の基礎として認知理論を選択するのであれば、回復を目指して活用する「道具」を選択しそれを治療の組織化の拠り所とすること、また患者の呈するさまざまな病態をどう解釈するかということが重要となる（図1）。

「道具」は治療を構成する基本要素である。リハビリテーション専門家はこれを手段として使うことにより、認知を導く過程とそのための戦略を的確に考察し、その回復を計画的に追究していかなければならない。

また「病態解釈（分析）」についても、これまでとは異なる解釈の可能性を探るべきである。各機能が負った認知的な障害の分析につながる解釈が必要となる。すなわち、運動学的な障害分析や、神経学的な反射や共同運動の異常の分析を行うのではなく、課題を遂行しようとする際、環境世界との意味ある相互作用の構築に何が障害となっているのかを分析しなくてはならない。

認知理論を踏まえたリハビリテーションが提起する「治療（訓練）」は、一連の心的過程（すでに知られているものもあれば、まだ仮説に過ぎないものもある）に基づいている。それは具体的な拠り所や目標を備え、運動に相関したものでなければならない。心的過程と現象として把握できる運動との間に相互関係があればこそ、あらかじめ構築した仮説を客観的に検証することができるし、機能回復の研究あるいは認知過程の研究にとって治療が重要な役割を果たすことができるのである。

このようなリハビリテーション理論では、機能の回復にとって認知過程がどのような影響をもつのかが研究の対象となる。この場合、患者との相互作用のモダリティを的確に選択することで認知過程を計画的に活性化させていくことが求められる。

認知問題－知覚仮説－解答

治療は、患者が注意を制御しなければ効果を生みだすことはできない。それは、患者自身が知覚仮説を通じて問題を解決するものでなければならない。したがって、治療を組織化するための第1のポイントは、患者を「認知問題」に向かわせることにある（図2）。認知問題は、身体各部位の移動／細分化を通して解答を出しうるものでなくてはならない。身体部位の移動／細分化にあたっては、必要に応じてセラピストが介助を行う。「問題」という言葉を使う理由は、損傷を受けたことによる現状の異常な組織化能力では解答が出せないと患者自身が気づくような状況が治療課題としてつくりだされるからである。解答を出すためには問題を処理しなければならな

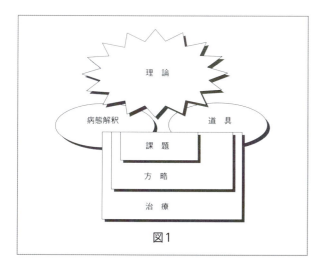

図1

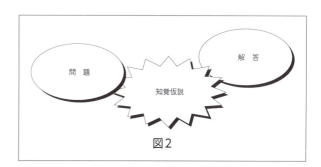

図2

い。すなわち、患者の神経系が、ある一定の感覚モダリティに従って組織化されなければならない。そこにおいて、リハビリテーション専門家は、機能回復を得るために有効であると判断した空間作業を始めとする認知問題の解決を患者に試みさせる。

問題の解決にあたっては、現状では不足している認知過程の組織化能力が要求されるが、この能力は治療を計画的に組み立てることで促通される。患者は、身体の組織化そのものの必要性を自発的に意識することはない。中枢神経系は、組織化にあたって自動的な感覚モダリティを優先する傾向があるからである。患者の中枢神経系は、損傷を免れて残された能力を用いることにより自然回復を導くが、このようにして得られた回復では、環境世界との関係を構築する相互作用は初歩的なものとなる。

治療の中で提示される「問題」は、運動に関わる外見的な問題であるだけでなく認知的な問題でなければならない。つまり、運動能力のみを扱うもの（たとえば、空間的にも量的にも洗練された筋収縮の複雑な組み合わせを意識的な注意を払って呼び起こすように要求すること）であってはならない。同時に、問題は単に概念的なものであってもならない（たとえば、「スキオは、ローマからとミラノからとでは距離的にどちらがより遠いか？」など）。

治療の基本となる認知問題は、身体部位の大小の移動を通じて解決されるようなものでなければならない。また、この身体部位の移動は患者が単独では的確に遂行することができず、セラピストの介助を得て行われるものでなければならない。回復にとってもっとも重要なのは、身体移動の量ではなく細分化の複雑性である。単なる運動や感覚の要求というよりも、「目的をもった相互作用に必要な情報構築の能力」に関わるものでなければならない。患者自身が行わなければならないのは、要求された活動に関わる情報の組織化とセラピストによる介助への協力（多くの場合は筋緊張の調整に過ぎない）である。これがなければ、セラピストは、解答としての仮説の検証に必要な身体移動を適切に遂行することができない。

治療の構築にあたって次に重要なポイントは「知覚仮説」である。提示された問題に対して、患者はひとつまたは複数の仮説を構築し、それを検証しなければならない。この仮説は、セラピストの介助を得て行われる環境世界との相互作用を通じて知覚される情報の処理に関わるものでなければならない。

たとえば、指腹を使って直径の異なる複数の円の円周をなぞり、それを認識するという問題が出された場合、問題は閉眼して円周の長さを認識することである（図3）。解答を出すために、患者はまず知覚仮説を構築しなければならない。つまり、運動に結びついた一連の作業を介して、複数の円周を区別するのに有効な情報特性を知覚するにはどうすればよいのかについて仮説をたてなければならない。この物体との相互作用から生じるさまざまな情報の中から、どれを優先しどれを無視してよいのかを予想しなければならないことになる。

また、こうした作業を行うために、患者は運動の病的要素を制御し、セラピストが適切な身体各部の移動を行えるようにしなければならない。上記の例では、たとえば、指腹に受ける圧や摩擦などは考慮する必要はない。それらは、ここで構築される知覚仮説に関係のない情報だからである。患者は、指腹の運動軌跡として描かれた円の両端の距離を知覚することに注意を集中しなければならない。この治療では、円の傾き具合も決定的な価値をもたない。これに関する他の情報、つまり体幹の傾斜度とか、肘の伸展角度といった情報も知覚仮説の形成にあたっては無視される。

一方、同じ器具を使った治療でも、円が前方にどれだけ傾いているかを問題とするのであれば、知覚仮説の形態も当然変わってくる（図4）。どちらの治療状況においても、セラピストの協力を得て行われる身体部位の移動はまったく同じである。しかし、後者の場合、患者の神経系は自分の身体のある一点から円の縁への距離を知覚するために必要な心的作業を組織化しなければならない。この2つの心的作業にはかなりの違いがあり、回復を促すうえでそれぞれ異なる価値をもっていることは明らかである。

認知運動療法においては、常に環境世界や物体への意味づけを「問題」としてとりあげる。この「意味づけ」を的確に行うためには、空間関係や接触関係といった、環境世界を知る複数の窓口と患者の身体部分との関係を特

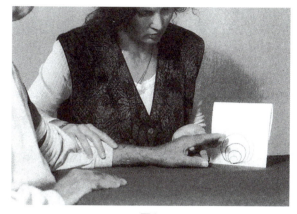

図3

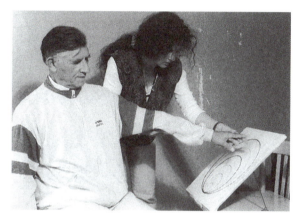

図4

定化することが必要となる。治療を選択するということは、適切かつ正しい知覚仮説の形成へと導く認知問題を選択することに他ならない。この選択が回復にとって意味をもつのは、患者が、問題によって提示された要求に答えるために不可欠な要素を知覚しようとして、運動の適切な組織化過程を働かせるためである。円の直径を知覚するために必要な組織化が、円の傾き具合や表面形状を知覚するために必要なそれと異なることは明白である。同様に、運動軌道を全体として認識するためにシステムが働く場合と、運動を構成する近位の要素だけを認識しようとする場合とでは、中枢神経系の組織化は異なるはずである。

知覚仮説の構造は、主体と環境世界との関係を構築するために必要な運動の組織化に結びついたものでなければならない。この関係が規定する相互作用を通して、仮説と解答を比較するための情報が獲得されるからである。認知運動療法がどれだけの意味をもてるかは、認知問題に解答を与えるための知覚仮説の作成とその検証にかかっている。したがって、治療を組み立てるにあたっては、この2点の特性を選択することが基本となる。

問題に対して仮説を構築し、それを制御下におく試みこそが認知過程の活性化を起こし、そこからリハビリテーション専門家が計画し期待する改善の可能性が生じるのである。患者が的確な構造をもった仮説を構築することができ、それを繰り返し実行することによって、損傷により異常をきたしたストラテジーの回復が可能となるような治療＝問題を選択しなければならない。認知問題、ひいては知覚仮説の特性を的確に選定することができれば、治療の初期段階、すなわち患者自身あるいはセラピストの介助で運動を開始する前の段階から、運動プログラムにとって基本となる一連の作業の活性化が促される。このような予測作業は、運動の遂行と非常に緊密かつ綿密に関わっている。なぜなら、予測は実際の身体移動（セラピストの部分的な介助が加わっている場合も）の結果と比較されなければならないからである。このように、認知理論に基づいた治療の構築にあっては、認知問題とその解決に関わる知覚仮説の形成に結びついた活動を基本とすることが不可欠である。

認知運動療法の組織化

以上のような視点から治療を分類していくためには、認知過程や相互作用に関係する特性をなるべく広範囲に考慮していく必要がある。ただひとつの要素に基礎をおいて治療を分類することはできない（表1）。

a）第1の要素は、運動の遠心性統合と治療の対象となる「身体部位」との関係である。運動は身体遠位部の移動として発現する。これにより探索表面の移動が可能と

表1　認知運動療法の組織化

a）身体部位
b）運動の異常要素
c）感覚モダリティ
d）認知問題

なり、それが環境世界に関する知覚仮説の構築を（少なくとも部分的には）可能にしている。しかしながら、認知とそれを可能とする相互作用はシステム全体にとっての課題であり、治療の直接的な対象となっている身体部位のみで決定されるものではない。したがって、セラピストは、問題の選択と仮説の検証にあたり、患者のある一定の身体部位を治療に介入させている場合にも、バイオメカニカルな観点からのみでなく、システム全体の活動が情報・認知といった観点からどうなっているのかを常に考えていく必要がある。

たとえば、ある一肢を対象とした治療を実施している時、他の肢の移動はどうなっているのか、上肢や下肢である一定の認識を行うために体幹はどのような動きをしているのかを考えていくことが必要である。体幹の位置や移動は一見治療に関係しているようにはみえないが、実は患者の学習にとって重要な意味をもつことは容易に観察できる。

b）非常に重要なもうひとつの特性は、「運動の異常要素（痙性の特異的病理としての伸張反応の異常、放散反応、原始的運動スキーマ、運動単位の動員異常）」に関わるものである。治療に従って的確に情報を収集するためには、これらが制御されなければならない。認知運動療法では、この特性に従って、治療を第1段階、第2段階、第3段階に分類している。

c）次の要素は、情報環境をどのように設定するかということである。設定された情報環境の中で、患者は問題点の構築を通して、注意を方向づけ、知覚仮説の作成と検証を行う。つまり、どの「感覚モダリティ」が一番適切であるかを設定すること、たとえば体性感覚モダリティを使うのか視覚モダリティを使うのかを選定することが必要となる。体性感覚のモダリティを用いるのであれば、治療で患者の注意を運動覚情報、触覚情報、圧覚情報のどれに向けることが学習にとって重要となるかを選択しなければならない。また、その場合、問題に解答をみつけるために情報変換のプロセスを活性化させることが必要なことも念頭におく必要がある。たとえば、3つの大きさの異なる三角形を用意し、閉眼した患者に手指でそのうちのひとつを認識させる。次に3つの三角形を患者に見せる。患者は図形を視覚的に分析した後、視覚情報–運動覚情報の変換を行い、運動軌跡をなぞっている間に中枢神経系にもたらされた運動覚情報との比較を通して識別作業を行う。識別すべき図形を見せず、運動覚のみで知覚させていくような場合には上記のような情報変換は要求されない。

d）治療の設定においてさらに重要な要素となるのは「認知問題」の種類の設定である。患者は、問題の解答を出すために認知問題を活性化しなければならない。この認知問題に注目することは、おそらくもっとも重要なポイントと言える。中枢神経系は、環境世界を認識するための組織化能力と密接に関わっている。すなわち、環境世界を認識するための組織化能力は、環境世界と「対話」し世界に意味を与えるために身体の受容表面を使用する能力と密接な関係にある。

この観点から、「空間問題」に対する認知過程の活性化が要求されるのか、「接触問題」に対する認知過程の活性化が要求されるのかに応じて治療を分類することができる。空間問題とは、「方向」「距離」「形状」の認識に関わるものである。これに対し、接触問題は対象物との接触によりその特性を認識するものである。この場合、問題への解答は、対象物の表面性状や硬度を認知することによってのみ与えられる。したがって、接触問題による治療は「表面」「圧力」「摩擦」「重量」の認識のうちどれを要求するかによってさらに細かく分類することができる。

しかし、これらの分類は図式的かつ実践的なものである。なぜなら、主体が関係を構築しようとする対象物の認識は、通常は単一の方式で行われるわけではないからである。空間あるいは接触というように限定してその方式を定めるのは、治療における暫定的な措置と考えねばならない。

知覚仮説の検証は、複数の対象物のある特性の差を認識することであり、それが患者にある特定の認知過程の活性化を促す。そして、活性化される認知過程は、リハビリテーション専門家が、異常をきたした機能の諸要素を回復するためにもっとも重要であると考えるものでなければならない。運動の関係要素はその一部である。したがって、治療の初期段階においては、複数の感覚モダリティに基礎をおく作業の活性化を求めるのではなく、

そのうちのひとつを選択し、それを認知過程における独占的な特性として与える方が患者の助けになると考えられる。最近の研究によると、複数の感覚モダリティが活性化されると、複数の中枢神経系の領域が働くことが確認されている。少なくとも治療の初期の段階においては、この点を考慮することが必要である。

空間問題においても接触問題においても、自分の身体を基準点と考えるのか、環境世界を基準点と考えるのかによって情報の組織化に差が出てくることにも注意しなければならない。たとえば、重量を認識する場合、自分の身体の重量に関わる知覚仮説と自分の身体の変容を介して物体の重量についての知覚仮説をたてるのとでは、治療プログラムの組み立ては異なる。また、空間の認識においても、空間にある2点を認識する場合と、自分の身体部位から空間のある1点への距離と方向を認識する場合とでは、治療プログラムは当然異なるものとなる。

治療モデルの構築

リハビリテーションにおける認知理論を治療の構築と結びつけていくためには、神経生理学の知見やその発展に注目していくことが重要である。多くの認知心理学者が主張するように、「精神」が「脳」に対応している、すなわち「精神」が中枢神経系内で展開する神経生理学的な過程に基づくものであるのなら、認知運動療法の治療の構築にこれらの知見が重要であることは明らかである。回復あるいは精神に関わる問題が常に神経生理学研究の対象となるわけではないが、運動療法を構築する基礎となるモデルの形成において神経生理学の役割は非常に重要である。

認知リハビリテーションの目的のひとつは、回復の対象となる機能と、病的状態における機能の変化についてのモデルを構築することにある。そのためには運動の関係要素が重要となる。リハビリテーション専門家は、このようなモデルの構築にこれまであまり積極的ではなかった。また、現段階では回復に関わる研究レベルの問題もあり、提案されているモデルはあまり精緻なものとは言えない。さらに、モデルは治療を通じてその有効性が検証できるような性質を備えている必要がある。も し、そのモデルが全面的に神経生理学的なタイプのものであれば、それがきわめて有用であることは言うまでもない。回復メカニズムの神経学的あるいは非神経学的な構造の役割をもっとも正確に反映することができるからである。

しかしながら、現時点ではそのようなモデルを構築するためのデータが不足しているため、神経生理学的な仮説に神経心理学的や神経言語学的の要素が入り交じったハイブリッドタイプのモデルとなっているのが現状である。

いずれにせよ、重要な点は、モデルに入力されたデータの有効性を治療を通じて確認していくことである。リハビリテーション専門家にとって、治療は仮説の検証に使える唯一の手段である。しかし、治療の結果として出されたものが、意味のあるものなのかどうかを判断するのが難しい場合がある。

そこで、治療は作業手続き（ワークユニット）の中に、また作業手続きは治療方略の一部として組み込まれていかなければならない。そして、回復を目的としてみた時の有効性を作業手続きの各段階でチェックしていくことが必要である。期待された結果が得られなかったり、反対に有効な結果が確認されたからといって研究のサイクルを止めてはならない。そうではなく、それを新しい問題の設定、新しい仮説の構築へと繋げていく必要がある。

このような「リハビリテーション作業」のサイクルを回転させていくことにより、リハビリテーションを単なる経験主義的な実務作業から回復の科学へと変貌させていくことができるのである。

文献

1) Perfetti C : La rieducazione motoria dell'emiplegico. Ghedini Editore, Milano, 1979.
2) Maturana H : The biological foundation of self consciousness and physical domain of existence 1990 (Edizione Italiana: Autocoscienza e realta. Cortina, Milano, 1993).
3) Kaas JH : Plasticity of sensory and motor maps in adult mammals. Ann Rev Neurosci 14:137, 1991.

訓練の核としての情報性

　認知神経リハビリテーションの特徴は創造性にある。しかし、アイデアを出せばそれでいいというわけではない。発案したものをチェックし、正しくなければそれに関する仮説を棄却しなければならない。

　サントルソ認知神経リハビリテーションセンターでは、アイデアを確かめるために治療訓練が大切な役割を果たしている。私たちが取り組んでいる問題は生理学者のそれと同じである。たとえば、双方とも「小脳はどのように機能しているか」という問題に取り組むとする。生理学者なら実験室でプルキンエ細胞やその他の細胞を刺激して自分の仮説を検証しようとするだろう。私たちにはそれはできない。私たちは自分たちのもつ道具を使って仮説を検証しようとする。その道具が訓練なのだ。

　訓練の核を明確にする必要がある。あなたにも、理論や訓練の物理的側面を超えて「訓練の核となるものは何か」を考えてほしい。訓練の核は1つではない。それは複雑な活動の総体だ。この「複雑な」という言葉は、「同じものを複数の観点から観察することができる」ということだ。例として、タブレットを使った訓練を考えてみよう。タブレットには複数の図形が載せられており、セラピストは閉眼した患者の上肢をレリーフ状の図形に沿って他動的に誘導し、その図形を患者に認識してもらう。患者は触ったものがどの図形だったかを当てなければならない。

　このような訓練を実施するのは、患者に一定の認知過程を活性化してもらいたいからだ。この訓練の核は無数の観点から研究することが可能だろう。研究を開始した当初、私たちは求心性情報を重視していた（第1の核）。これは、当時では大きな転換点だった。というのも、それまで、片麻痺患者は「とにかく身体を動かせば回復する」と考えられていたからだ。ところが、重要なのは脳に何が伝わるか、つまり求心性情報なのだ。生理学者は求心性情報と遠心性情報とを分けて考える。当時の私たちは、かなり生理学者的な考え方をしていたのだろう。

　第2の核は「運動の特異的な異常要素の制御」だ。特異的な運動の異常要素（伸張反応の異常、放散反応、原始的運動スキーマ、運動単位の動員異常）を明らかにし、訓練を行っている患者の筋がリラックスしているか、特に異常な伸張反応の制御を学習しているかを観察するというものだった。

　やがて（運動を介して）関係を構築しようとする対象をどのように認知するかが第3の核と考えられるようになった。その結果、認知をつかさどるプロセス、すなわち認知過程の研究が重要となったのである。

　私たちは「認知のもとにあるものは何か」を考えてみるようになった。まず「問題」というものについて考えてみた。問題は求心メカニズムを刺激する。問題は異常な伸張反応を制御するために有益だ。問題は認知を促す。このように、問題こそが認知過程の活性化の基本なのだ。そこで次に、問題を解決するために脳はどのような作業を遂行しなければならないかについて考えてみた。私たちはどうやって問題に解答を出すだろうか。そのためには対象との相互作用を組織化しなければならないはずだ。こうして考えていくうちに突きあたった概念が「意図的な関係性」(relazioni intenzionali) だった。ある対象との関係を構築しようとする場合、意図的に一定の情報が引き出される。このような情報が、患者の脳をより効率的に組織化するために有効だ。患者は損傷を受けた後、脳を再組織化しなければならない。私たちは、患者の脳の組織化を回復させるために、最上のシステムをつくりだしていかなければならないのだ。

　訓練の中心に「情報」を置いてみることにする。情報の定義について考えてみると、これがなかなか難しい問題であることがわかってきた。ここで、情報とは何を意味するか考えてみよう。誰かが私に与える新しい事実 (news) が情報だろうか。そうではないだろう。

　図1はボッシュ (Hieronymus Bosch) の絵画『悦楽の

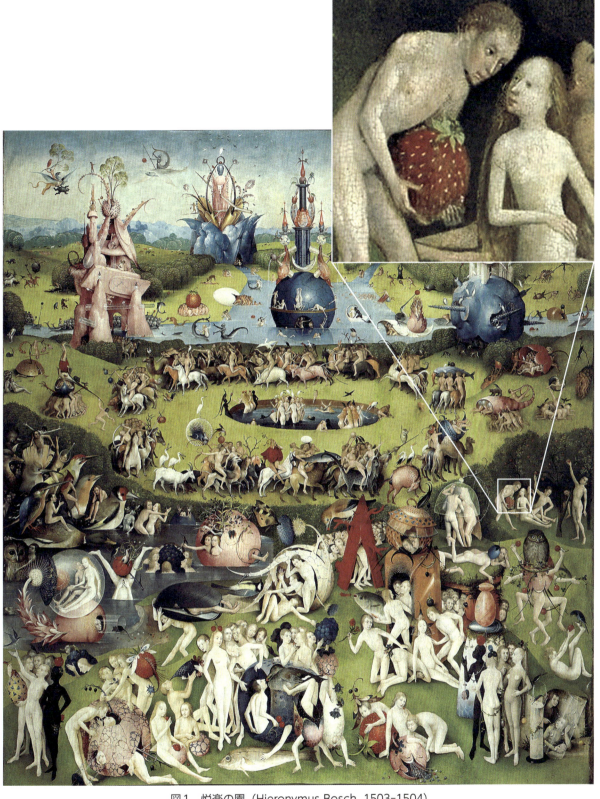

図1　悦楽の園（Hieronymus Bosch, 1503-1504）

園』だが、そこには、あなたに何かを与える私がいて、あなたはそれを受け取っているという構図が見える。ところが、ある情報を受け取る時、人は決して受動的ではない。能動的なのだ。たとえば、今話をしているのは私だけだが、あなたは受動的ではないはずだ。あなたの脳は私があなたに話していることについて膨大な処理を行っているはずだ。質問も出てくるに違いない。そのことで、あなたは、私の与えている情報をさらに完全なものとしようとするはずだからだ。

情報にはさまざまな観点がある。遺伝学、情報工学、コミュニケーション科学、情報処理機構など、それぞれが情報というものに独自の定義を与えている。ここでもっとも大切なのは、情報という言葉を目的語として使う時、それにどんな動詞を当てはめるかということだ。情報を「得る」「引き出す」「獲得する」など、おそらくどれもが当てはまるのだろう。しかし、私は、もっとも的確な動詞は「情報を獲得する主体の活動を包括するような動詞」だと考えている。たとえば「構築する」という動詞だ。つまり、脳に損傷を負った患者は、身体を動かすことに支障があるのではなく、情報を構築することに支障をきたしているのであり、運動障害はその結果の一つだということだ。

ここでもう少し動詞について考えてみよう。情報について述べる時、数多くの動詞が考えられるし、それぞれに意味がある。先ほどの「私があなたにこの情報を与え、あなたはそれを受け取る」という構図には、社会的そして政治的な意味もあるだろう。「この情報を与えるのは私」「私がそれをあなたに受け取るよう命ずる」「あなたには私がすべてを与える」「あなたはそれを受け取るだけ」というものだ。テレビの役割を思い出してほしい。テレビはこのようなあり方の代表的なものだからだ。テレビはあなたに情報を与え、あなたはそれを受け取る。テレビと論議することはできない。少なくとも、今はまだできない。しかし、意識の高い市民であれば、情報を構築したい、参加したいと考えるだろう。情報とともに頻繁に使われる動詞は、「あなたに情報を与える者に対し、あなたは受動的である」ということを表している。しかし、情報とともに使われるもっとも大切な動詞は何だろう。それは、「選択する」「構築する」「計画する」ではないだろうか。

情報は計画される。脳のなかである情報が処理され、その処理が進むと情報は再構築される。だから、脳に障害を負った患者は「動かない」のではなく、おそらく「情報を構築することができない」のだと思われる。情報を選択することができない、それ以上に、情報を計画することができないのだろう。

情報という言葉の語源を考えてみよう。新しいものという意味での情報とどのような関係があるのだろうか。情報という言葉にあたるイタリア語のinformazioneはin-forma、つまり「中（in）から形成する（forma）」という意味だ。ということは、この言葉が発生した時、すでに「情報とはある主体を改変する」「情報はそれを受け取る人の脳を改変する」ということがおそらくわかっていたのだろう。人間は閉じたシステムであり、世界を改変することはできない。そうではなく、情報を収集することで世界が人間を改変するのだ。そして、人間はそのために自分自身を改変する。

情報についてあなたに話をするにあたり、何人かの研究者の著作を紹介したい。なかでも、今の時期に私たちに大きな影響をあたえているのがベイトソンだ。彼の代表的な言葉に、「情報とは差異を生み出す差異である」（Any difference that makes a difference）というものがある。これは何を意味しているのだろうか。学校の教室にいると想像してみてほしい。チョークで黒板に小さな点を描くとしよう。すると黒板の表面にチョークの粉が小さく盛り上がった点ができる。その上を手でなぞるとチョークの粉の山の存在が感じられるはずだ。しかしこれはまだ情報ではない。単なる物理的な事象だ。この点の上を指でなぞって（その存在を）理解した時に初めてこれは情報となる。

この情報とは、「黒板の表面」と「チョークの盛り上がり」の間にある物理的な差異であり、それが私の内部に差異を生み出し、そして私はこの差異を知覚するのだ。ベイトソンの言葉をリハビリテーションの立場から解釈すると、「情報とは、ある物理的な差異であり、それが認知的なレベルでの差異を決定する」ということになるだろう。チョークの粉の山があるという事実は情報にはな

らない。それは物理的な事実（fact）だ。その上に指を滑らせて初めて情報になる。しかし、これでもまだ十分ではないだろう。その上に指を滑らせる際に何かを知覚するという観念（idea）が必要になる。例を出して説明しよう。もう一度黒板とチョークの点を思い出してほしい。私が「この線上で黒板を手で横方向に一直線に触って、どこかに表面の高さの違うところがあれば教えて下さい」と言った場合、あなたは黒板を手でなぞった後、「ええ、高さの違う点を感じました」と答えるだろう。しかし、私が「この線上で黒板を手で横方向に一直線に触って、黒板の長さを教えて下さい」と言ったとする。表面の高さの差を感じるようには要求せず、長さを尋ねるわけだ。この場合も、あなたはチョークの粉の山に触れそれを感じるだろう。しかしこれは情報を構築しない。あなたの脳は、これに対する「構え」ができておらず、黒板の表面にある「高さ」ではなく「長さ」を感じようとしているからだ。要するにこれが、私たちが認知神経リハビリテーションのなかで行っていることなのだ。

ベイトソンの論議のなかでは、差異とは物理的な差異だけを指しているわけではない。情報になるには、それを収集する誰かが必要だからだ。その「誰か」のなかで物理的差異が認知的差異を生み出す。これが知覚の基本だ。私たちは差異を知覚するのであって、同等性（同じであること）を知覚するのではない。ただし、一度同じであると処理された後でも差異を知覚することは可能ではあるのだが。ベイトソンがもう一つ強調していることは、脳は自らを組織化するということだ。彼は、精神とは差異を基礎として組織化された複数の構成要素の総体であると言っている。脳は複数の作業を行わなければならないので、ある領域は活性化され、またある領域は抑制される。彼は、脳は差異の知覚が要求するものを生産するために組織化されなければならないと述べている。

意図をもったシステム（il Sistema intenzionale）は、それを構築するために有益な差異を構築する。つまり、私たちの脳は差異を求めて変化していくということだ。私がよく例に出すラカンツォーネの実験は、この論議がリハビリテーションで具体的に何を意味するかをよく示しているだろう。彼はサルの頭頂葉の実験を行った。厳しい条件下で、数頭のサルにバイブレーターの周波数の差異を学ばせようとしたのだ。サルの手指にバイブレーターを当て、異なる周波数を識別すれば餌を与えて、その差異を学習させたのだ。実験終了後のサルの脳を調べてみると、大脳皮質における手の局在領域で、実験に使われた右示指の対応領域が増大していることが確認された。中枢神経系のレベルで、知覚した周波数の差異を識別する能力、以前は存在しなかった能力が学習されたのだ。サルの脳は知覚しなければならない差異に対応して改変されたのだ。認知神経リハビリテーションで患者に提示されている訓練もこれと同じことだろう。私たちは差異を知覚することを教える。そして患者に差異を構築させ、組織化の仕組みを患者の脳で再構築させようとしているのだ。

チャーマーズもまた、情報を介して意識を説明しようとしている研究者の一人だ。彼はベイトソンの研究からもヒントを得ている。彼は情報をうまく定義しており、情報とは「ある一定数の可能性（possibility）の中からある状態（state）を選択すること」と理解すべきだと述べている。重要なのは、「情報を得る」ことは「誰かから何かを受け取る」ことではく、能動的なもの、つまり選択だということだろう。ある知覚情報を選択することだろう。それは、たとえば「長さ」という要素だったりする。これをもう少し正確に言うと、「複数の可能性の中から長さを分析するための脳の状態を選択する」ということになるのだろう。つまり既知の長さの中から、選択しなければならない一つの「長さ」を見つけるということだ。そうすると、差異をつくりだす前に、何からどれを選択しなければならないかを設定することが要求される。これらにはそれぞれが異なる作業があるが、患者には、どれが必要な作業なのかがあらかじめわかっていないことが多い。

以上、情報の選択における人間の能動的な介入という点をみてきた。これについて、私たちは言語学も参考にした。情報が交わされる主要分野の一つが言語だからだ。私は今、話をしている。こうすることで、あなたに何らかの情報を与えることができる。あなたは情報を「受け取る」ことになる。今、私たちが考えているのは言語においても情報は構築されるということだ。言語学者にとって重要な行為はモノローグではなくダイアローグ、

つまり対話だ。そうでなければ情報は構築できない。私たちの身体の受容表面もまた世界との対話をしようとする。モノローグではない。世界と対話することで、計画した当初はかなり曖昧であった情報を構築していくことができるのだ。ドレスラーは、情報性の物理的定義から距離をおいている。物理的な観点からすると、情報性とはあくまでも統計的確率であると考えられている。しかし、言語についてみるとそれはあまり重要にはならない。言語では文脈的な確率が重要になる。ある一つの要素の情報性が高いか低いかは、今、私たちが話している内容に関わっているからだ。彼はさかんに「期待」という言葉を使っているが、これはリハビリテーションにおいても重要な観点だろう。文脈的確率の特徴は、叙述された、あるいは知覚された要素の統計数字によって確定されるのではなく、脳の中に何があるかによって確定されるのだ。ドレスラーは「期待の源」という用語を使っている。情報の構築においても「期待の源」がある。つまり予測機構があるということだ。行為が完了したらどのような情報が脳に伝えられるかを予測しなければならないからだ。

運動を研究する者にとって、予測装置（アノーキンの行為受納器）の概念は非常に重要だ。あなたがある行為をする時、あなたの脳は運動を組織化することだろう。それと同時に、遠心性の予測が立てられる。あなたは、それと行為の結果としてあなたの脳に達したものとを比較するはずだ。これは運動そして言語にとって重要な点だが、同じことが情報にとっても重要だと言える。情報とは、計画と予測を必要とする「行為」だからだ。計画されたものが期待されたものと一致しない場合は、計画を変更しなければならないだろう。計画とは柔軟性のないものであってはならないからだ。新たに発見されるものが何もないような世界で育ち、幼児期からそれに慣れていると、まったく新しいものを目の前にするということは難しいことになるだろう。しかし、運動について、これから起こることの予測に、また対象や自分の身体に関する感覚に障害をもつ患者のことを考えてみてほしい。このような患者は、視覚情報をもとに対象に近づき、当然ながらエラーを犯し、その結果、身体中に放散反応が出てしまうのではないだろうか。

これまで3人の研究者を紹介してきた。そして情報の認知的側面、計画という側面をみてきた。世界との関係とは情報に基づいた関係なのだ。そして、私たちを導いてくれるのは期待だ。運動における期待とは、「改変されるために自らを改変すること」と言い換えることができるだろう。脳は、これからしなければならないことを基礎に身体行動を改変する。これは同じ動作を繰り返さなければならない時でもそうだろう。これは、私たちと世界との関係を理解するうえでたいへん重要なことではないだろうか。私たちにとって身体は活用するものである（物象化された身体）。

しかし、このことは自己疎外の要因にもなる。患者は、対象によって自分が改変されるままになるしかない存在となっている。つまり、身体が世界を活用するための単なる道具になってしまっているということなのだ（人間＝くるみ割り、世界＝くるみ）。大脳半球に損傷を負った患者は、この構図が極端に拡大されている存在ではないだろうか。訓練によって克服されなければならないのは、このような世界との関係性なのではないだろうか。患者が、世界によって自分が改変されなければならないこと、そのために自分を改変しなければいけないこと、その準備をしなければならないことを理解すると、運動機能の質は急激に向上する。

次に紹介するラボリは、統合失調症患者の行為の抑制について研究していた。彼も、行為の抑制は情報が欠如している場合にも現れるとしている。つまり、今まで経験したことのない事象が起こった時だ。彼は、行為するためには情報をもっていることが必要だが、その情報だけでは十分でなく、情報が行為の時間的・空間的な組織化につながっていなければならないと述べている。ラボリは、患者の中には動けないから動かないのではなく、情報が欠如しているために動けない患者がいると主張している。情報の不足が行動の欠如となって現れるのだ。私は、片麻痺患者が原始的な形でしか運動することができないのは、高度に発達した運動ができないから、つまり情報を計画する能力が欠如しているからではないかと推定できると思う。

表1 片麻痺患者に対する仮説(1)

1) **すべての行為は自己情報行為である。**
   すべての行為には、情報的観点からして「古い部分」と「新しい部分」とが存在している。行為の認知的な困難度というのは、この2つの要素の関係に由来するものである（リハビリテーションにおける訓練の意味）。もしすべてが既知であり予想できるものなら、新しく組織化を行う必要はなく、したがって主体は何も学習しない（認識論的に言えば、「in-formでの形成」が行われない）。一方、新しい部分が多すぎると、その時点でまだ存在しない組織化能力を要求することとなり、その訓練は患者に難しすぎるものとなる。
2) **すべての行為は進行し続ける計画を必要とする。**
3) **計画の構成には予測機構の働きが基本的に重要となる。**

これまで話した内容を片麻痺患者に当てはめて考えてみよう。**表1**の「すべての行為は自己情報行為である」とは、つまり、私たちが動くのは何かをするためだからではなく、脳が情報を必要としているからなのだということだ。情報を与えるというイタリア語「informa」の語源を思い出してほしい。それは「中から形成する」という意味だった。情報は脳を生理学的に改変し、それに形を与えることができる。これが可塑性の概念なのだ。

新しい物事を古い物事に結び付けるためのいくつもの可能性を探求することが必要になる。何かを語る時、そこに含まれるメッセージは新しい物事と古い物事が一緒になったものだ。新しい物事は、古い機構に結び付けられて理解される。だから、既知のことだけのためには脳は新しい組織化を必要としない。逆に、まったく新しいものばかりであっても情報を収集することはできない。よい情報行為とは、新しいものと既知のものを統合するものであり、両者の関係は非常にダイナミックでなければならない。

あなたも一緒に考えてみてほしい。私たちが提言してきた訓練というのは情報的なものだ。しかし、私たちが訓練の中で患者に要求してきた「計画」は、スタティックなものであって、それは対話にはなっていないのではないか、と。確かに、患者に差異を見つけるように、つまり情報を構築するように要求すると、患者は計画をつくりあげるだろう。しかし、そこにはまだ対話はない。対象に対して介入することは必要なのだろうが、とりあえずは計画を変更しない、そのように考えるのではないか。私が思うに、このような訓練では計画の「進展」を促すことはできない。運動においては、まず情報が計画され、その終了後に情報が受け取られる。しかし、現在の訓練の形式では、患者が要求される計画は一つであり、運動遂行中にそれが変更されることはない。それでは十分ではないからこそ、訓練として何か違うものを提言できたら、訓練はより面白くなると思う。

表2 片麻痺患者に対する仮説(2)

1) **脳に損傷を負った患者は情報を計画することができないと仮定できる。**
   少なくとも一部は、期待に関わる情報処理の能力が変質したため、つまり古いものと新しいものとの関係を処理する能力が変質したためと考えられる。
2) **運動とは情報の計画の構成の一部である。したがって、計画が存在しなければ運動も存在しないことになる。つまり、片麻痺とは、末梢神経麻痺のような運動障害が起こっているわけではなく、情報を計画する能力に障害が出た結果なのである。**

次に、**表2**の「脳に損傷を負った患者は情報を計画することができないと仮定できる」だが、これは訓練を通じて証明することができるかもしれない。少なくとも、その一部は、期待についての情報を計画する能力が変質したためと考えられる。しかし、他の多くの側面も関連しているかもしれない。損傷の種類により、情報を計画する際の障害も異なってくると考えられる。

いずれにせよ、そう考えれば、「計画が存在しなければ運動も存在しない」ことになる。したがって、片麻痺は末梢神経麻痺のような運動障害なのではなく、患者は情

報を計画する能力に支障をきたしている。尺骨神経麻痺と大脳半球の損傷の違いはどこにあるのだろう。前者の場合は運動障害、感覚障害があり、その結果として大脳皮質の機能に障害が出てくる。しかし、これはあくまでも運動障害だ。大脳半球に損傷を受けた場合、一次障害は運動麻痺ではない。筋収縮-運動（筋収縮という意味での運動）とは関係のない障害なのだ。運動の計画を立てられない、立てることが困難であるという障害なのだ。このような議論は古くからあった。1870年まで、大脳半球は、筋収縮とはまったく関係がないと考えられていた。脳はもっと抽象的な事象のために重要な働きをすると考えられていたのだ。運動障害の要因として脳が考慮されるようになったのは、2人のドイツ人生理学者の研究による。彼らは犬の大脳皮質を電気的に刺激すると犬が身体を動かすことを観察した。これによって、運動をするために脳が何らかの役割を果たしていると考えられるようになった。運動皮質が観察され、筋収縮に対応したホムンクルス（homunculus）が考えられた。このような考え方は今では徐々に克服され、脳には運動に関わる部分はもちろんあるけれども、筋収縮に直接関わっている部分はあまり多くないことがわかってきた。情報の計画は運動に関わるものだが、運動そのものではない。脳のある部分には筋収縮に密接に関係している領域があり、そこを刺激すれば運動が生じると考えた方が論理的だろう。

電流の弊害についても考えてみよう。脳への電流の使用が導入されていないリハビリテーションの領域でも、電流によって刺激できる高度な組織（中枢神経系と末梢神経系）と、電流で刺激できないあまり高度ではない組織（筋、軟骨、腱、骨）という区別が確立してしまっているのではないだろうか。

表3　片麻痺患者に対する仮説（3）

1）適切な治療を受けていない脳損傷患者が呼び起こすことができるのは運動-行為ではない。それは筋収縮を組み立てたものにすぎず、情報の計画下に組織化されたものではない。それよりも下位の階層に属するプログラム、情報能力の欠損したプログラムによるものである。
2）大脳半球の機能についての19世紀末の議論には重要な意味があるのではないか：電流を使用することがもたらした認識論的損失。

次に、表3の「適切な治療を受けていない脳損傷患者が呼び起こすことができるのは運動-行為ではない。それは筋収縮を組み立てたものにすぎない」だが、これも、患者の筋収縮は組織化されていないわけではない。組織化はされているのだろう。しかし、神経学の大家の一人であるジャクソンの階層説を参考に私が考えるには、適切な治療を受けていない脳損傷患者も運動を行うことはできるが、それは「情報計画の下に組織化されたものではなく、それよりも下位の階層に属するプログラム、情報能力の欠損したプログラムによる」ものなのだ。つまり（情報を）計画しそれを進展させるという意味での情報能力が欠如したプログラムに依存しているということだ。

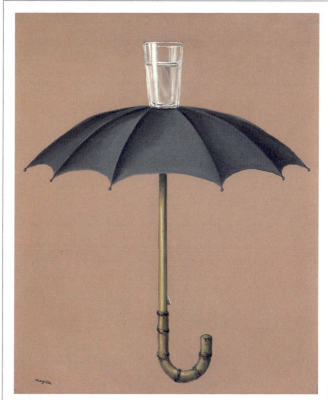

図2　ヘーゲルのバカンス（René Magritte, 1958）

　私たちは患者に情報をどのようにして計画するかを教えたいと考えている。これらの情報を受け取り選択するためには、患者はその脳の中で複数の作業を展開する。私たちは、これまで述べてきた仮説を、訓練の実践を通じて証明できるのではないかと考えている。

　情報のもつ意味を強調するためには、マティス（Henri Matisse）のような画家が描いた抽象画を思い出せばいいと思う。世界に直面した時の片麻痺患者は、ちょうどそのような絵を前にした健常者と同じような状態にあるのではないかと。私たちが絵を鑑賞する時には、タイトルを見て、そのタイトルと何かしら関係のあるものを予想するだろう。私たちはルネサンスの絵画に代表される写実的な絵画に親しみが深いからだ。

　ラボリのいう情報が欠如しているために運動の抑制が生じる状態を健常者に説明するためには、たとえばマグリット（René Magritte）の『ヘーゲルのバカンス』という絵（図2）を前にした時の健常者の感覚を、その比喩として使えるのではないだろうか。

　患者は世界を目の前にしている。おそらく視覚的にはその世界を知っている。つまり、タイトルは知っているのだ。しかし情報を構築することはできない。ちょうどあなたがこの『ヘーゲルのバカンス』の図柄から情報を構築できないのと同じだろう。水の入ったコップを載せた傘がいったい何を表しているというのだろうか。このような絵は、情報を計画する刺激にはなる。しかし、計画をしようとしてもできない。このような絵からは何もわからないからだ。中枢神経系に損傷を負った患者は、世界との関係においてこれと似たような状況にあるのではないかと推察される。だから、患者は筋収縮を遂行できても、それに情報探索の意味はない。その筋収縮は情報の計画とはまったく関わりがないのだ。外部世界を観察した時にそれについての情報を計画することができないため動くことができないのだ。だから、損傷からの回復を図るためには、情報を計画する認知能力のレベルに働きかけることが要求されるのだ。

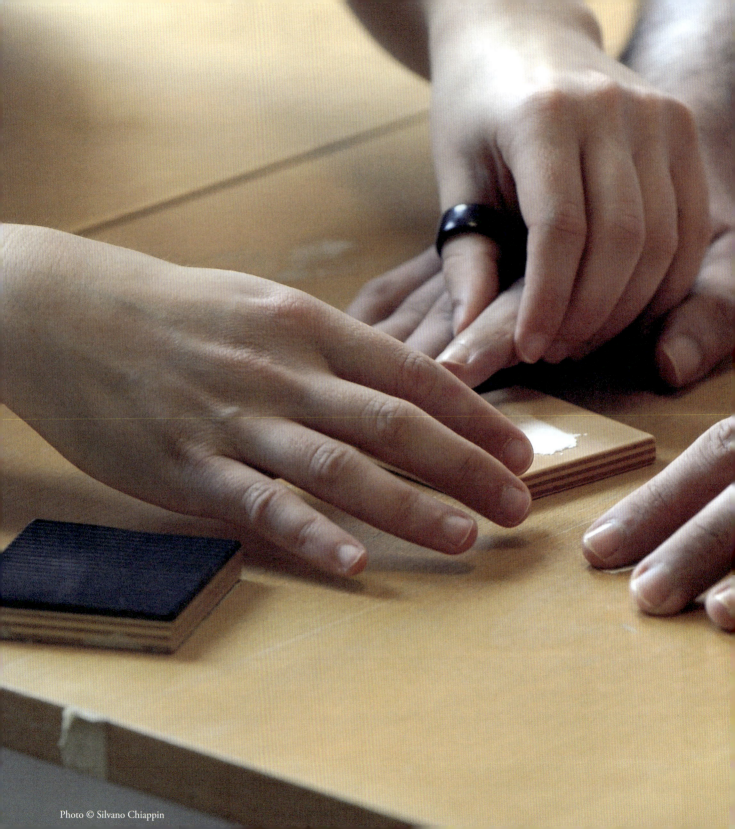
Photo © Silvano Chiappin

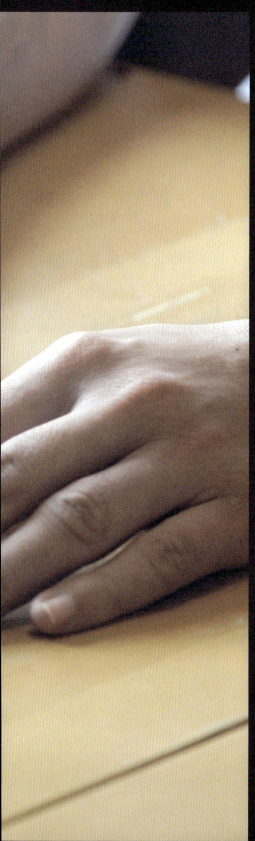

認知神経リハビリテーションにおいて、運動は環境を能動的に知覚するための行為とみなされる。
運動は目的から生じ、身体と現実の環境世界との相互関係に意味を与える。

意味は、差異にどのような価値が付与されるかによって決まる。
それは何をもとに／どこで付与されるのか。
世界で、つまり意味の宇宙のなかで。
………カルロ・ペルフェッティ

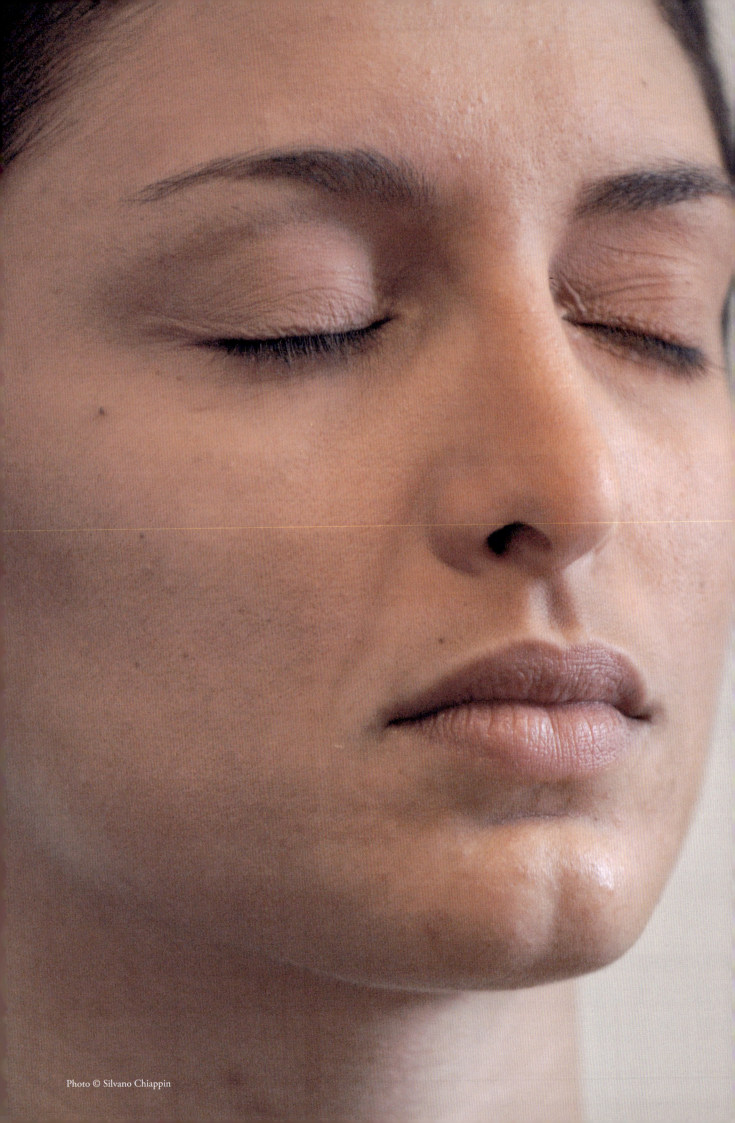

Photo © Silvano Chiappin

認知を生きる

始めなければ、出発せねばと思う……けれど、どうやったらいいかわからない………前触れもなく唐突にやって来た……最も頻繁に私を襲う感覚は……恐怖……そして物事の間に整合性がないという状態から来る動揺です……論理が何もないのです……荷物を用意しなければならない……旅行に必要な品をまとめなければならない……ここで私は空白に襲われます……いったい何をもってゆけばいいのでしょうか…と。

────(カルロ・ペルフェッティ[小池美納・訳]『身体、物語、人生』より)

親愛なる友へ

　まだ、リハビリテーションには可能性があるのだろうか？

　今、私の周りでは、研修に来ている若いセラピストたちや、若いとはいえない（しかしより素晴らしい）セラピストたちが、メモを取りながら、勉強している。私自身も発見のための仕事に情熱を感じ、仕事を科学的観点や人類的観点からみて価値があり重要な表現に変えようと努力してきた。

　これは真実であり、真実として存在するためにあるということはとても素晴らしい。

　セラピストたちが自分の病院の訓練室に戻った時、彼らは、意味あるように感じられたここでの経験を再び考え直すことに夢中になるだろう。目的に向かう情熱を訓練につぎ込むことに夢中になるだろう。多くのセラピストが訓練室に戻り、多くの情熱の込められた理論の実践に夢中になるだろう。運動の異常要素、病態解釈、認知問題、知覚仮説、訓練、効果の予測……ここで過ごした日々のこと……そうした新しい経験の興奮がさめることなく……日々の経験が正解であったか不正解であったかの重要性を考えるだろう。

　そして彼らは、内省し、もう一度考え直し、訓練室の差異を認識するであろう。サントルソ認知神経リハビリテーションセンターと呼ばれる幸福な場所が存在し、そこでは患者の身体内部のことを観察することができ、期待される改善を予測し、そのための感覚モダリティ、内容、訓練方法を提示し、仮説を検証する。自分の考えたことを試み、仲間と議論し、そしてまた、それを繰り返していく……。

　わかりやすく言いかえると、ふさわしくないかもしれないが、まさしくこのことのために、冒頭で「まだ、リハビリテーションには可能性があるのだろうか」と私は聞いたのである。

　続けよう… 消費促進文明の現在… ロボット文明の中で… リハビリテーションの未来はあるのであろうか？

　リハビリテーションが、一面では回復を科学で表すかのように提示できるようになっているのも事実であろう。しかし、リハビリテーションはどんな形でも患者を動かせばいいといったような簡単なものではない。もちろん、動作というのは生物学的に必要なものであるし、テレビでも身体を動かすことはよいことだと言っているし、学術雑誌でも勧められている。

　しかし、私の言うリハビリテーションはこれとは違う。単に動作をさせたり、筋力を増加することに満足するのではなく、自然から与えられた「生物学的なシステム」の改善がある場合を良いとするのである。

　私たちの考えが賢明であるならば、リハビリテーションは生物学的な挑戦であり、最大限の機能回復と最大限の献身を必要とする挑戦である。残念ながら、私たちの挑戦に多くの賛同者はおらず、私たちは勝利者には見られないが…。

　私たちの挑戦の苦労は人類に取って価値があるのであろうか。そしてまた、まだ、リハビリテーションには可能性があるのだろうか？

　私はこのことを、親愛なる友に、この手紙を読むすべてのセラピストの人々に、最小限の感情的な巻き添えと、少しの冷静な考慮と、いくつかのエッセイや論文を携えて、この質問の答えを要求したいと思う。

　もちろん、リハビリテーションは可能性がある。もちろん、リハビリテーションはより優れたものになる。リハビリテーションを回復の科学に変化させることができるのは、唯一、こうした挑戦して生きていく人たちである。

　つまり、リハビリテーションの仕事は、患者が生きることを平均化したり、多くのセラピストが均一的に経験できる治療に価値を与えることで優れたものになるのではない。

　リハビリテーションの仕事は、自らの仕事により高い価値を与えようとするような、挑戦して生きていく集団によって、より優れたものになりうるのである。

カルロ・ペルフェッティ

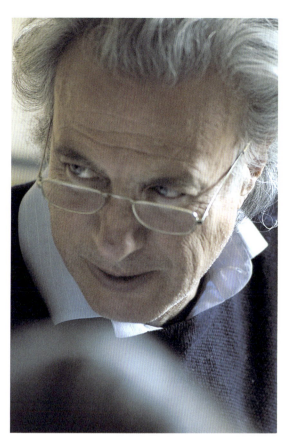

カルロ・ペルフェッティ（Carlo Perfetti）

- 1940年　イタリアのマッサで生まれる。ピサ大学医学部卒業。神経病、精神病の臨床が専門。神経精神病臨床の教授資格を持つ。
- 1968年　神経学クリニックでのリハビリテーションに従事する。
- 1971年　Silvini GFとともに、"cortical facilitation" と呼ばれる新しい方法論を開発。この方法論は、その後、リハビリテーション科学、神経生理学、言語学、バイオエンジニアリングの成果を取り入れながら「認知運動療法」へと展開された。
- 1974年　ピサ大学が経営するカランブローネ病院リハビリテーション科の責任者となり、トスカーナ州政府の運営する「リハビリテーション・セラピスト養成校」を主催する。
- 1986年　スキオ病院のリハビリテーション部局の医長となる。
- 2000年　スキオ近郊のサントルソに開設された臨床・研究施設「認知神経リハビリテーションセンター」の所長となり、以後、イタリア、ドイツ、スペイン、オーストリアなどといったヨーロッパ各国、アルゼンチンなどの南米、そしてアジアでは日本および韓国からの研修生を受け入れながら、「認知神経リハビリテーション」の臨床研究を続けている。

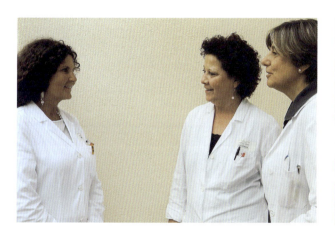

左より：フランカ・パンテ（Franca Pantè）、
　　　　カルッラ・リツェッロ（Carla Rizzello）、
　　　　マリーナ・ゼルニッツ（Marina Zernitz）

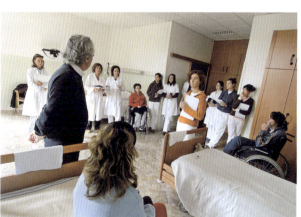

センターでの回診風景

サントルソ認知神経リハビリテーションセンター
（Centro di Riabilitazione Neurocognitiva）
ヴィッラ・ミアーリ（Villa Miari）は1910年に建設が始まり、軍事病院、障害をもつ人々のための保養所などに利用されてきた建物で、1994年にサントルソ郡（Comune di Santorso）の管轄に組み込まれ、現在は「認知神経リハビリテーションセンター」として運営される。

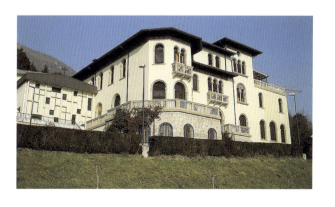

索引

アノーキン、ピョートル　4
　　――の機能システム　4
運動　3
　　――学習のメカニズム　4
　　――シークエンス　3
遠心性信号　4
仮説　5
求心性信号　4
筋収縮　2
訓練　5
検証　5
行為　1
　　――受納器　4
効果器装置　4
差異を生み出す差異　2
受容表面　1
条件反射の生理学的構築理論　4
情報　2
身体　1
　　――と環境との相互作用　2
中枢神経系　2
定位反射　4
道具　5
認知　1, 3
バレラ、フランシスコ　1
病態分析　5
理論　5
ルリア、アレクサンドル　3

理論

裏切られた期待　11
運動シークエンス　9
運動ストラテジー　9
仮説　10
　　――の検証　12
教育的ストラテジー　8
訓練　10
検証　10
思考の循環　10
自己生産力　9
自己組織化能力　9
代償　9
認知過程　8
ポパー、カール　11
問題　10, 11
リハビリテーションの創造性　11
理論　8
　　筋力増強――　8
　　神経運動――　8
　　動機づけ――　8
　　認知――　8

病態分析

アプローチ（接近機能）　20
運動ストラテジー　19
運動単位の動員異常　17
オペレーション（操作機能）　20
機能解離　16
機能システム　20
　　上肢の――　20
　　体幹の――　20
　　下肢の――　20
機能単位　20
筋萎縮　18
グラスプ・ピンチ（把持機能）　20
痙性　16
原始的運動スキーマ　17
行為　20
構成要素　20, 21
　　サブ――　20, 21
実行器官　19
踵接地期（緩衝機能）　20
情報器官　19
情報構築機能　20
伸張反応の異常　17
心的ストラテジー　22
正中線（対称機能）　20
代償運動　18
疼痛　18
特異的病理（運動の）　16-19
どのようにイメージするか　22
どのように動くか　22
どのように学習するか　22
どのように言語で記述するか　22
どのように注意するか　22
どのように認識するか　22
認知過程　22
　　――の変質　22
踏み切り期（推進機能）　20
プロフィール　22
防御性収縮　18
方向づけ・回旋　20
放散反応　17
遊脚期（到達機能）　20
腰椎-骨盤リズム（垂直機能）　20
力学器官　19
リーチング（到達機能）　20
立脚中期（支持機能）　20

道具

アノーキン、ピョートル　31
運動イメージ　30
遠心性情報　30, 31, 33
感覚フィードバック　30
患者と話す　32
記憶　30, 31
キャスター・プレート　27
求心性情報　30, 31, 33
訓練器具　26
経験の言語　32
傾斜プレート　27, 29
現実世界　26
言語　32
行為　31
　　――受納器　30, 31, 33
小型パネル　28
シーソー　27, 29
スプリング・プレート　26
スポンジ　28
制御された荷重移動　29
体重計　26

タブレット　26, 28
動機づけ　30, 31
知覚仮説　31
認知問題　26
パネル　26
バネ付きの多軸不安定板　29
半球型ウッド　27
表面素材プレート　29
不安定板　29
ブリッジ　26, 28
ボーゲン　26
予測機構　30, 33
ローラー・ボックス　26
プラットホーム　26

訓　練

圧覚情報　38, 43
異種感覚情報　43
異種間感覚情報変換不全　42
運動覚情報　38, 43
運動シークエンス　39, 40
運動単位の動員異常　38
運動の特異的異常要素　38
運動への協力　39
映像的表象　42
外界との対話　41
解答　37
感覚モダリティ　38, 40, 43
教育的ストラテジー　36
グローバル・セグメンタルタイプ　38, 39
訓練計画　44, 45
訓練の組織化　38
原始的運動スキーマ　38
行為的表象　42
視覚　38, 43
自己変容能力　42
重量情報　38
受容表面　42
触覚情報　38, 43
象徴的表象　42
身体部位　38
伸張反応の異常　38
情報変換　42
　　──過程　39, 40, 43
第一段階の訓練　38, 39
第二段階の訓練　38-40
第三段階の訓練　38-40
体性感覚　38
知覚仮説　36, 43
同種感覚情報　43
どこ？の空間　37
何？の空間　37
認知作業　41
認知問題　36, 38, 39
　　──空間問題（方向、距離、形態）　37, 38, 41
　　──接触問題（表面素材、圧、摩擦、重量）　37, 38, 41
認知問題-知覚仮説-解答　36
放散反応　38
摩擦情報　38

訓練の実際

上肢の訓練　46-50
手指の訓練　51-55
体幹の訓練　56-60
下肢の訓練　61-70
歩行の訓練　71
回復に有意味な関係　74
感覚モダリティ　77
行為　72
　　──間比較　72, 73
　　──の志向性　76
　　──の表象　76
情報の受容表面　72
身体　72
　　──化　76
　　──と精神　76
多感覚統合　76, 77
バレラ、フランシスコ　72

認知運動療法の原理

運動機能再教育　78
運動の異常要素　81, 82
運動の遠心性統合　81
解答　79
回復　78
情報環境　81, 82
身体受容表面　78
道具　79
知覚仮説　79, 80
治療モデルの構築　83
認知　78
　　──運動療法の組織化　81
　　──過程　78
　　──問題　79, 81, 82
　　──理論　78
病的状態における学習　78
問題　80

訓練の核としての情報性

アノーキン、ピョートル　88
意図的な関係性　84
意図をもったシステム　87
運動の特異的異常要素の制御　84
遠心性情報　84
求心性情報　84
訓練の核　84
差異を生み出す差異　86
自己情報行為　89
ジャクソン、ジョン・ヒューリングス　90
情報の定義　84, 86, 87
チャーマーズ、デイビッド　87
ドレスラー、ヴォルフガング・ウルリッヒ　88
ベイトソン、グレゴリー　86
ホムンクルス　90
問題　84
ラボリ、エマニュエル　88
リハビリテーションの創造性　84

本書は、認知神経リハビリテーション（認知運動療法）に関わるカルロ・ペルフェッティの下記の著書から、「入門書」としての目的に沿って重要な概念の説明を引用・編集したものである。

- 認知運動療法～運動機能再教育の新しいパラダイム（1998年刊行）
- 子どもの発達と認知運動療法（2000年刊行）
- 認知運動療法講義（2004年刊行）
- 脳のリハビリテーション：認知運動療法の提言（2005年刊行）
- 認知運動療法と道具～差異を生みだす差異をつくる（2006年刊行）
- 身体と精神～ロマンティック・サイエンスとしての認知神経リハビリテーション（2012年刊行）

また、写真は、Carlo Perfetti−Silvano Chiappin−Luigi Borgo『IL CORPO LA STORIA LA VITA; IL CENTORO STUDI RIABILITAZIONE NEUROCOGNITIVA DI SANTORSO: IL LAVORO, LA FORMAZIONE, LA RICERCA（身体・物語・人生：サントルソ認知神経リハビリテーションセンターの臨床、教育、研究）、2007』から、Silvano Chiappinが撮影したものを使用した。

認知神経リハビリテーション入門

2016年4月28日　　初版第1刷発行
2022年2月10日　　　　　第4刷発行

定価はカバーに表記
ISBN978-4-7639-1078-3

著　者　カルロ・ペルフェッティ©
翻　訳　小池美納©
発行者　中村三夫
印　刷　永和印刷株式会社
製　本　永瀬製本所
ＤＴＰ　Kyodoisho DTP Station
発行所　株式会社 協同医書出版社
　　　　〒113-0033　東京都文京区本郷3-21-10
　　　　電話03-3818-2361　ファックス03-3818-2368
　　　　郵便振替00160-1-148631
　　　　http://www.kyodo-isho.co.jp
　　　　E-mail：kyodo-ed@fd5.so-net.ne.jp

JCOPY 〈（社）出版者著作権管理機構 委託出版物〉

本書の無断複写は著作権法上での例外を除き禁じられています．複写される場合は，そのつど事前に，（社）出版者著作権管理機構（電話 03-5244-5088，FAX 03-5244-5089，e-mail: info@jcopy.or.jp）の許諾を得てください．

本書を無断で複製する行為（コピー，スキャン，デジタルデータ化など）は，「私的使用のための複製」など著作権法上の限られた例外を除き禁じられています．大学，病院，企業などにおいて，業務上使用する目的（診療，研究活動を含む）で上記の行為を行うことは，その使用範囲が内部的であっても，私的使用には該当せず，違法です．また私的使用に該当する場合であっても，代行業者等の第三者に依頼して上記の行為を行うことは違法となります．